Academic Research Series of Famous
Doctors of Traditional Chinese
Medicine through the Ages

"十三五"国家重点图书出版规划项目

中医历代名家学术研究丛书

主编 潘桂娟

杨景锋 任艳芸 编著

罗天益

中国中医药出版社

·北 京·

图书在版编目（CIP）数据

中医历代名家学术研究丛书.罗天益/潘桂娟主编；杨景锋，
任艳芸编著.—北京：中国中医药出版社，2017.9
ISBN 978-7-5132-1744-6

Ⅰ.①中⋯ Ⅱ.①潘⋯ ②杨⋯ ③任⋯ Ⅲ.①中医学—临
床医学—经验—中国—现代 Ⅳ.① R249.1

中国版本图书馆 CIP 数据核字（2013）第 291468 号

中国中医药出版社出版

北京市朝阳区北三环东路 28 号易亨大厦 16 层
邮政编码 100013
传真 010 64405750
河北新华第二印刷有限责任公司印刷
各地新华书店经销

开本 880×1230 1/32 印张 7 字数 179 千字
2017 年 9 月第 1 版 2017 年 9 月第 1 次印刷
书号 ISBN 978 – 7 – 5132 – 1744 – 6

定价 45.00 元
网址 www.cptcm.com

社 长 热 线 010-64405720
购 书 热 线 010-89535836
侵 权 打 假 010-64405753

微信服务号 zgzyycbs
微商城网址 https://kdt.im/LIdUGr
官 方 微 博 http://e.weibo.com/cptcm
天猫旗舰店网址 https://zgzyycbs.tmall.com

如有印装质量问题请与本社出版部联系（010 64405510）

项目来源及国家重点图书出版计划

2005 年度国家"973"计划课题"中医理论体系框架结构与内涵研究"（编号：2005CB532503）

2009 年度科技部基础性工作专项重点项目"中医药古籍与方志的文献整理"（编号：2009FY120300）子课题"古代医家学术思想与诊疗经验研究"

2013 年度国家"973"计划项目"中医理论体系框架结构研究"（编号：2013CB532000）

国家中医药管理局重点研究室"中医理论体系结构与内涵研究室"建设规划

"十三五"国家重点图书、音像、电子出版物出版规划（医药卫生）

《中医历代名家学术研究丛书》审订委员会

前言

中医理论肇始于《黄帝内经》《难经》，本草学探源于《神农本草经》，辨证论治及方剂学发轫于《伤寒杂病论》。在此基础上，历代医家结合自身的思考与实践，提出独具特色的真知灼见，不断革故鼎新，充实完善，使得中医药学具有系统的知识体系结构、丰富的原创理论内涵、显著的临床诊治疗效、深邃的中国哲学背景和特有的话语表达方式。历代医家本身就是"活"的学术载体，他们刻意研精，探微索隐，华叶递荣，日新其用。因此，中医药学发展的历史进程，始终呈现出一派继承不泥古、发扬不离宗的繁荣景象。

中国中医科学院中医基础理论研究所，自 2008 年起相继依托 2005 年度国家"973"计划课题"中医学理论体系框架结构与内涵研究"、2009 年度科技部基础性工作专项重点项目"中医药古籍与方志的文献整理"子课题"古代医家学术思想与诊疗经验研究"、2013 年度国家"973"计划项目"中医理论体系框架结构研究"，以及国家中医药管理局重点研究室"中医理论体系结构与内涵研究室"建设规划，联合北京中医药大学等 16 所高等院校及科研和医疗机构的专家、学者，选取历代具有代表性或学术特色突出的医家，系统地阐释与解析其代表性学术思想和诊疗经验，旨在发掘与传承、丰富与完善中医理论体系，为提升中医师理论水平和临床实践能力和水平提供参考和借鉴。本套丛书即是此系列研究阶段性成果总结而成。

综观历史，凡能称之为"大医"者，大都博览群书，学问淹博赅洽，集百家之言，成一家之长。因此，我们以每位医家独立成书，尽可能尊重原著，进行总结、提炼和阐发。此外，本丛书的另一个特点是，将医家特色学术观点与临床实践相印证，尽可能选择一些典型医案，用以说明理论的实践价值，便于临床施用。本丛书现已列入《"十三五"国家重点图书、音像、电子出版物出版规划》中的"医药卫生"重点图书出版计划，并将于"十三五"期间完成此项出版计划，拟收载历代 102 名中医名家，总字数约 1600 万。

丛书各分册作者，有中医基础学科和临床学科的资深专家、国家及行业重点学科带头人，也有中青年教师、科研人员和临床医师中的学术骨干，分别来自全国高等中医院校、科研机构和临床单位。从学科分布来看，涉及中医基础理论、中医各家学说、中医医史文献、中医经典及中医临床基础、中医临床各学科。全体作者以对中医药事业的拳拳之心，共同努力和无私奉献，历经数年成就了这份艰巨的工作，以实际行动切实履行了传承、运用、发展中医药学术的重大使命。

在完成上述科研项目及丛书撰写、统稿与审订的过程中，研究团队暨编委会和审订委员会全体成员，精益求精之心始终如一。在上述科研项目负责人、丛书总主编、中国中医科学院中医基础理论研究所潘桂娟研究员主持下，由常务副主编张宇鹏副研究员、陈曦副研究员及各分题负责人——翟双庆教授、刘桂荣教授、郑洪新教授、邢玉瑞教授、钱会南教授、马淑然教授、文颖娟教授、陆翔教授、杨卫彬研究员、崔为教授、柳亚平副教授、江泳副教授、王静波博士等，以及医史文献专家张效霞副教授，分别承担或参与了团队的组织和协调，课题任务书和丛书编写体例的起草、修订和具体组织实施，各单位课题研究任务的落实和分册文稿编写和审订等工作。编委会还多次组织工作会议和继续教育项目培训，组织审订委员会专家复审和修订；最终由总主编逐册复审、修订、统稿并组织作者再次修订各分册文稿。自 2015 年 6 月开始，编委会将丛书各分册文稿陆续提交中国中医药出版社，拟于 2019 年 12 月之前按计划完成本套丛书的出版。

2016 年 3 月，国家中医药管理局颁布了《关于加强中医理论传承创新的若干意见》，指出"加强对传承脉络清晰、理论特色鲜明的古代医家的学术思想研究，深入研究中医对生命、健康与疾病认知理论，系统总结中医养生保健、防病治病理论精华，提升中医理论指导临床实践和产品研发的能力，切实传承中医生命观、健康观、疾病观和预防治疗观"。上述项目研究及丛书的编写，是研究团队对国家层面"加强中医理论传承与创新"号召的积极响应，体现了当代中医学人敢于担当的勇气和矢志不渝的追求！通过此项全国协作的系统工程，凝聚了中医医史、文献、理论、临床研究的专门人才，培育了一支专业化的学术队伍。

在此衷心感谢中国中医科学院及其所属中医基础理论

研究所、中医药信息研究所、研究生院，以及北京中医药大学、陕西中医药大学、山东中医药大学、云南中医学院、安徽中医药大学、辽宁中医药大学、浙江中医药大学、成都中医药大学、湖南中医药大学、长春中医药大学、黑龙江中医药大学、南京中医药大学、河北中医学院、贵阳中医药大学、中日友好医院等 16 家科研、教学、医疗单位，对此项工作的大力支持！衷心感谢中国中医药出版社有关领导及华中健编审、伊丽萦博士及全体编校人员对丛书编写及出版的大力支持！

本丛书即将付梓之际，百余名作者感慨万千！希望广大读者透过本丛书，能够概要纵览中医药学术发展之历史脉络，撷取中医理论之精华，传承千载临床之经验，为中医药学术的振兴和人类卫生保健事业做出应有的贡献！

由于种种原因，书中难免有疏漏之处，敬请读者不吝批评指正，以促进本丛书不断修订和完善，共同推进中医药学术的继承与发扬！

《中医历代名家学术研究丛书》编委会
2016 年 9 月

凡例

一、本套丛书选取的医家，均为历代具有代表性或特色学术思想与临床经验的名家，包括汉代至晋唐医家 6 名、宋金元医家 18 名、明代医家 25 名、清代医家 46 名、民国医家 7 名，总计 102 名。每位医家独立成册，旨在对医家学术思想与诊疗经验等内容进行较为详尽的总结阐发，并进行精要论述。

二、丛书的编写，本着历史、文献、理论研究有机结合的原则，全面解读、系统梳理和深入研究医家原著，适当参考古今有关该医家的各类文献资料，对医家学术思想和诊疗经验，加以发掘、梳理、提炼、升华、概括，将其中具有理论意义、实践价值的独特内容阐发出来。

三、丛书在总体框架上，要求结构合理、层次清晰；在内容阐述上，要求概念正确、表述规范，持论公允、论证充分，观点明确、言之有据；在分册体量上，鉴于每个医家的具体情况不同，总体要求控制在 10 万～20 万字。

四、丛书每一分册的正文结构，分为"生平概述""著作简介""学术思想""临证经验"与"后世影响"五个独立的内容范畴。各分册将拟论述的内容按照逻辑与次序，分门别类地纳入以上五个内容范畴之中。

五、"生平概述"部分，主要包括医家姓名字号、生卒年代、籍贯等基本信息，时代背景、从医经历以及相关问题的考辨等。

六、"著作简介"部分，逐一介绍医家的著作名称（包括现存、已经亡佚又经后人辑复的著作）、卷数、成书年代、主要内容、学术价值等。

七、"学术思想"部分，分为"学术渊源"与"学术特色"两部分进行论述。前者重在阐述医家之家传、师承、私淑（中医经典或前代医家思想对其影响）关系，重点发掘医家学术思想的历史传承与学术渊源；后者主要从独特的学术见解、学术成就、学术特点等方面，总结医家的主要学术思想特色。

八、"临证经验"部分，重点考察和论述医家学术著作中的医案、医论、医话，并有选择地收集历代杂文笔记、地方志等材料，从中提炼整理医家临床诊疗的思路与特色，发掘、总结其独到的诊治方法。此外，还根据医家不同情况，以适当方式选录部分反映医家学术思想与临证特色的医案。

九、"后世影响"部分，主要包括"学术影响与历代评价""学派传承（学术传承）""后世发挥"和"国外流传"等内容。其中，对医家的总体评价，重视和体现学术界共识和主流观点，在此基础上，有理有据地阐明新见解。

十、附以"参考文献"，标示引用著作名称及版本。同时，分册编写过程中涉及的期刊与学位论文，以及未经引用但能体现一定研究水准的期刊与学位论文也一并列出，以充分体现对该医家研究的整体状况。

十一、附以丛书全部医家名录，依照年代时间先后排列，以便查检。

十二、丛书正文标点符号使用，依据《中华人民共和国国家标准标点符号用法》(GB/T 15834–2011)。医家原书中出现的俗字、异体字等一律改为简化正体字，个别不能对应简化字的繁体字酌予保留。

《中医历代名家学术研究丛书》编委会

2016 年 9 月

内容提要

　　罗天益，字谦甫，号容斋，生于金兴定四年（1220），卒于元至元二十七年（1290）；真定路嵩城人（今河北藁城县），元代著名医家，代表著作为《卫生宝鉴》。其学术思想，遥承于张元素，授受于李东垣；罗天益注重临床实践，推崇《内经》《难经》理论及张仲景学说，擅长针药并用，在三焦寒热辨证、脾胃学说、针灸用药等方面，具有一定的学术特点。本书内容包括罗天益的生平概述、著作简介、学术思想、临证经验、后世影响等。

编写说明

罗天益为元代著名医家，其学术思想，遥承于张元素，授受于李东垣。既精通中医经典理论，又非常注重临床实践；不仅促进了易水学派理论的形成和发展，而且自身也积累了丰富的诊疗经验，是中国医学史上有卓越成就的医学大家。所以系统整埋罗大益的学术思想和临床经验，具有重要的学术意义。

通过对1980~2014年有关罗天益研究的近百篇文献的检索分析，发现近代对罗天益学术思想及临床经验的研究主要集中在以下几方面：①内伤脾胃的种类以及治疗；②艾灸治疗脾胃病以及艾灸的种类；③罗天益对中风的认识；④对因时制宜与时间医学的研究；⑤脾胃病与三焦的关系等。此外，相关著作有3部，主要是对《卫生宝鉴》的校订。

罗天益生前著作颇多，但现存仅《卫生宝鉴》和《兰室秘藏》两部，其余均已佚失。据考现存尚有《东垣试效方》9卷。其中，《卫生宝鉴》撰写于元至元十八年（1281），全书共计24卷。罗天益的学术思想及临床经验，主要体现于此书之中。

笔者通过对《卫生宝鉴》的深入系统研读，发掘罗天益的学术内涵；同时查阅其师李东垣的著作，探寻其学术渊源；重点对罗天益在三焦寒热辨证、脾胃学说、针灸用药等方面的学术思想及对后世的影响，进行了比较深入的整理和总结；同时，对罗天益辨治中风、咳喘、泻痢、黄疸、胞痹、妇人病、小儿病等的临床经验加以论述，鉴别并分析了《卫生宝鉴》记载的误治病案10例，有效验案36

例，旨在为中医临床工作者提供借鉴和参考。

《卫生宝鉴》所载病案较多，尤其难能可贵的是，记录了许多误治病案。故本书将全书病案汇集为单独一章，并分为"验案赏析"和"误治医案医话赏析"两部分。为给读者提供较为全面的临证参考，对病案均加以分析。凡原著中已有分析论述的，尽可能保留罗天益的原文本义，以充分展现其学术观点。原著所载医案无分析论述的，为本书编著者所加。本书为了深入阐明罗天益的学术思想，在"学术思想"部分也引用了部分医案，但为数较少。为使医案部分内容相对完整，且两者论述重点不同，故对前面引证的医案未作剔除。

本书的编写，以 1963 年人民卫生出版社出版的《卫生宝鉴》为蓝本，以 1959 年商务印书馆出版的《卫生宝鉴》和许敬生主编的《罗天益医学全书》（2006 年 4 月中国中医药出版社出版）为主要参考版本。

在本书编写过程中，刘飞飞和张永宜医师及刘乐亮硕士参与了编撰，做了大量编务和校订工作，在此致以崇高的谢意！

在此衷心感谢参考文献的作者以及支持本项研究的各位同仁！

陕西中医药大学　杨景锋　任艳芸

2015 年 6 月

目 录

罗天益

生平概述

罗天益，字谦甫，号容斋，生于金兴定四年（1220），卒于元至元二十七年（1290）；元代真定路藁城人（今河北藁城县），元代著名医家，代表著作为《卫生宝鉴》。其学术思想，遥承于张元素，授受于李东垣；罗天益注重临床实践，推崇《内经》《难经》理论及张仲景学说，擅长针药并用，在三焦寒热辨证、脾胃学说、针灸用药等方面的，具有一定的学术特点。

一、时代背景

罗天益生活于金末元初，这一时期正处于中国医学学术思想繁荣兴盛的时代。金元医学被称为是上承秦汉晋唐，下启明清两代重要的历史阶段，各医家皆有杰出的医学成就，从而形成各具特色的医学理论，中国医学史上所称的"易水学派"就是在这个时期出现的一个主要医学流派。"易水学派"不仅受中国古代哲学发展的影响，而且更受这一时期产生的新儒学思想——宋明理学的影响，从而使得此时期的学者产生了疑古的思想，多能突破经方和《神农本草经》的局限，提出富有革新意义的口号。如张元素认为："运气补齐，古今异轨，古方今病，不相能也。"（《金史·卷一百三十一·列传·第六十九》）李东垣论曰："治法已试验者，学者当以意求其的，触类而长之，则不可胜用矣……圣人之法，虽布在方策，其不尽者，可以意求"（《内外伤辨惑论·卷中·肺之脾胃虚方》）；宋明理学对金元医家的影响是广泛而深刻的，这一时期的医家掀起了研读《内经》的思潮，不同学派、医家持不同的见解，从而推动了《内经》的研究和发展。

罗天益也深受其影响，潜心研习《内经》，并以《内经》及东垣学说为指导，提出了"脾胃人之所以为本者"的学术主张，并在其师李东垣授意下，将病证及其治疗按照《内经》的理论体系予以分经类编而成《内经类编》一书。与此同时，各政权统治者对医学的高度重视，不仅为医家研究医学创造了条件，而且也为当时的医学发展提供了一个实践平台，且伴随着造纸术、印刷术的出现，大量的医学著作得以快速刊印发行，从而在各个阶层中得以盛行。在这种医学学术思想繁荣兴盛的大背景下，罗天益深入钻研医理，一生著述颇丰，但多毁于兵燹。晚年著《卫生宝鉴》24卷。

二、生平纪略

罗天益的一生大致可概括为以下五个阶段：

1. 从出生到学医之前（1220～1244），在这一时期有史料记载："幼承庭训，俾志学于读书，志在于功名，长值危时，遂苟生于方技，然以才非卓劳，性实颛蒙，恐贻人之讥，长切求师之志。及长，又逢乱世，遂弃儒而习医。"（《卫生宝鉴·自启》）

2. 拜师学医时期（1244～1251），拜大医李杲为师，师徒相亲如父子。共计十余年，罗天益苦学不辍，尽得其传，成为当世名医，发言造诣，酷类其师。

3. 医成回乡之期（1251～1252），自师门回乡行医，在藁城帮官府治疗全县疔疮患者，疗效极佳因而医名大振，远近闻名。

4. 应诏随军、随驾时期（1252～1288），主要包括：①应忽必烈之诏六赴六盘山，治病救人；②扈驾屯驻爪忽都，学习、行医两不误；③应诏赴大都行医；④再次应诏扈从行医。

5. 回乡行医阶段（1288～1290），此时的他老有所成，声名远播，立书作传，整理医史材料，以流传后世。罗天益的一生，性情敦朴，谦虚诚挚，医德高尚，医术精湛，成就了他一代大医的风采，对后世产生了深远影响。

三、从医经历

罗天益约生于金兴定四年（1220），幼承庭训，攻读诗书，及长，逢乱世，弃儒习医。时名医李杲年迈，欲传术于后世，罗天益愿从之，学习十余年，尽得其术，后为太医。遵师意，分经论证而以方类之，历三年三易其稿而成《内经类编》，今佚。至元三年（1266），以所录东垣效方类编为《东垣试效方》9 卷，又撰集《卫生宝鉴》24 卷（1283），讨论方、药及药理，附列验案，另著《药象图》《经验方》，均佚。

罗天益性情敦朴，谦虚诚挚，医德高尚，医术精湛，视患者如亲人，乃医家之楷模。治学多遵《内经》之旨，学术上既秉承于洁古、授受于李杲，又突出了脏腑辨证、脾胃理论、药性药理运用的"易水学派"特色，成为易水学派理论形成和发展过程中承前启后的一位重要医家。李杲身后，他整理刊出了多部李杲的医学著作，对传播"东垣之学"起到了重要作用。

罗天益自师门回乡行医，并帮官府治疗全县疔疮患者，因疗效极佳而医名大振，闻名乡里，又博采诸家之长，旁搜远绍，从善如流。约于元宪宗二年（1252），被征诏为军医，随军往来于中原与幽燕各地。他在军中，还四处访师问贤，以提高医术。如壬子年（1252），在瓜忽都跟刘禅师学治疮痈肿疡之法；次年（1253），又随王府驻屯于瓜忽都过冬，从颜飞卿处学得治外科病方四则，使用有效，又从窦子声处学针法《流注指要》和补泻法；丁巳年（1257）八月，于高仲宽处得白术安胃散、圣饼子等方。此外，又在济南刘太医处学得眼科名方金露膏，在真定路惠民司令张君处得积聚效方硇砂煎丸等，后升至太医之职，奉诏应请，为人治病。

他以《内经》及东垣学说为指导，提出了"脾胃人之所以为本者"的学术主张，在治疗上十分强调温补脾胃，钩玄东垣针法之精华，处方着重于中脘、气海、足三里三穴，而且绝大部分是以灸治获效。他的学术思想主要反映在《卫生宝鉴》（1283）一书中，于《名方类聚》篇内，列有针法门，并最先收载他辑注的窦汉卿《流注指微赋》。罗天益用灸法以温补中焦，不仅能治中焦不足的虚寒证，而且还可以治疗气阴两伤的虚热证，他补其师之不足，并发展了刘河间热证用灸、李杲甘温除热的理论观点，继承和发展了金元四大家的针灸学术思想。

（一）勤学笃诚

《卫生宝鉴·王恽序》中记载"十数年间，虽祁寒盛暑，亲炙不少辍，真积力久，尽传其私淑不传之妙"，可看到罗天益勤学的一面。罗天益在《卫生宝鉴》中多次用《黄帝内经》《难经》《伤寒论》等经典著作的理论条文解释病因病机，并两次引用孙思邈《大医精诚》之言："凡为太医，必须谙《针灸甲乙经》《素问》《黄帝针经》《明堂流注》《十二经》《三部九候》《本草》《药性》，仲景、叔和诸经方，又须妙解五行阴阳，精熟周易，如此方可为大医。"由此可见，罗天益从勤学而至博学。罗天益除从学于李杲外，又博采诸家之长，旁搜远绍，从善如流，如曾从窦太师学针灸，从曲阳县刘禅师处学得疮疡瘰疬方四首，向邓州儒医高仲宽学得白术安胃散等四方，投之得当，屡有效验。

（二）明理知变

罗天益一方面强调要明晰医理，掌握中医诊病治病规律，并在"福医诊治病"中用高医与昧者诊病过程、内容和结果的区别，来强调明晰医理的重要性；另一方面罗天益尊古不泥古，他说："随其气宜，用药施治，使无疾之苦，庶几合轩岐之旨哉。"（《卫生宝鉴·卷二十二·北方下疰脚气论》）又说："守常者众人之见，知变者知者之事，知常而不知变，细事因而取败者亦多矣。况医乎哉！守常知变，岂可同日而语乎哉！"（《卫生宝鉴·卷十三·舍时从证》）据此，罗天益创立了诸多新方。在《卫生宝鉴》众多医案中，多体现罗天益能客观地根据不断变化着的病情的不同阶段，采取不同的方药治疗，这种不墨守成规，法而能化的精神是值得借鉴的。医生临证当以客观疾病为指导，不应固执地好其所好，恶其所恶，李士材说得好："不善学者，师仲景而过，则偏于重峻；师守真而过，则偏于苦寒；师李杲而过，则偏于升补；师丹溪而过，则偏于清僻。"（《医宗必读·卷一·四大家论》）

（三）注重实践

罗天益注重临床实践，同时也不断把理论应用于实践，并在实践中发现、提高、升华，最终在李杲的理论基础上形成了自己的理论。正如孙思邈在《备急千金要方·卷一·论大医精诚第二》中所云："世有愚者，读方三年，便谓天下无病可治；及治病三年，乃知天下无方可用。"他把饮食内伤分为饮伤和食伤，强调劳倦当辨寒热，创立三焦寒热辨治；另在针灸方面创温补脾胃方，即灸中脘、足三里、气海穴。

1. 继承和发扬李杲脾胃理论

罗天益对李杲的学术思想有较深的感悟，在其师李杲"治病必求其本"，一切归于脾胃思想的影响下，其代表作《卫生宝鉴》继承了脾胃内伤学说。在理论上深入探讨了脾胃的生理功能，对脾胃内伤诸证病机有了较深刻的理解。李杲论脾胃内伤的病因，虽有饮食所伤和劳倦所伤两个方面，而罗天益则将饮食所伤分为食伤和饮伤，将劳倦所伤分为虚中有寒和虚中有热，使之更加具体。在治疗上广泛采用历代名方，并自创新方，在脾胃病的治疗上创立新法，富有特点，足见其对李杲理论的继承与发展。

2. 阐述三焦寒热辨治理论

罗天益不仅全面地继承了李杲的学术思想，而且在研习《内经》《难经》的基础上，在脏腑辨证的启示下，还独详于三焦的辨治。其创三焦辨证，将其运用于寒热病的辨治。罗天益根据三焦理论，把寒热疾病用三焦、气、血来解释，辨证论治，实是独特之见，明确三焦作为一种辨证纲领，这在医学史上确有重大意义。他对寒病、热病的辨治，注重区别上焦、中焦、下焦论治，罗天益的三焦之辨，开生津、养阴、凉血之先声，尽管还不完善，但其影响深远，对后世温病学家有一定的启示。他认为三焦是元气布散之所，并包括五脏六腑，"心肺在膈上为阳，肾肝在膈下为阴，此上下脏也。脾胃属土，处在中州，在五脏曰孤脏，在三焦曰中焦"（《卫生宝鉴·卷五·劳倦所伤虚中有寒》）较明确地指出了脏腑的三焦分属。他还认为三焦气机条达通畅，是脏腑安和的必要条件，特别是"中焦独治在中"，乃气机升降之枢纽，设若饮食不节，脾胃受伤，则能造成三焦气机错乱而致病。

3. 倡黄疸辨证分型治疗

黄疸，亦作黄瘅，以巩膜、皮肤、黏膜以及某些体液发黄而命名。中医学把黄疸作为一种疾病的名称，是从狭义的症状上来理解的。如《素问·平人气象论》云："目黄者，曰黄疸。"又："溺黄赤安卧者曰黄疸。"《灵枢·论疾诊尺》篇云："身痛而色微黄，齿垢黄，爪甲上黄，黄疸也。"汉代张仲景对黄疸有专章论述：分为黄疸、酒疸、谷疸、黑疸、女劳疸等五疸；晋代葛洪把黑疸删去，代之以黄汗，亦称五疸；《外台秘要》概括为十疸；《圣济总录》有九疸、三十六黄之分；隋·巢元方在《诸病源候论》中最先提出"阴黄"这一概念。宋代韩祗和在《伤寒微旨论·阴黄证》篇中则论述了阴黄的病因证治。罗天益在对前期医家有关黄疸研究的基础上，参考了韩祗和的著述《伤寒微旨论》，从理论来源、分类方式、病因病机、使用方剂等方面研究黄疸，并根据黄疸性质的不同，将其分为阴黄、阳黄两类。从而为黄疸的辨证论治指明了方向，为临床治疗黄疸病提供了可靠的依据，开辨证论治黄疸之先河。用最明显的症状或病因分类以简化黄疸证治的思想肇始于斯。

罗天益

著作简介

罗天益的医学著作虽多，但多数已佚。据元代著名思想家刘骃《静修文集》记载，罗天益生前著作颇多，有《卫生宝鉴》《药象图》《经验方》《医经辨惑》；经其整理的张元素著作，有《洁古注难经》；协助李东垣编撰《内经类编》，整理《兰室秘藏》等。但现存仅《卫生宝鉴》和《兰室秘藏》两部，其余均已佚失。但据考现存尚有《东垣试效方》9 卷。李东垣晚年，欲将平生对《内经》的理解，结合临床实践进行分类研究，类编成册而使其系统易学。但由于业已年迈，就交由罗天益代作。罗天益在李东垣指导下，几经修改，时历三载，三易其稿，撰成《内经类编》。此书虽现已散佚不见，但这种分类的基础性研究，给明清分类编注《内经》奠定了基础。这项研究使罗天益对《内经》的理解更加深入，为其从医奠定了深厚基础。

一、《卫生宝鉴》

《卫生宝鉴》，共计 24 卷，另附补遗 1 卷。成书于 1283 年。该书讨论方、药以及药性，附列验案，实乃罗天益唯一存世的代表著作。该书元刻本因战乱而散佚，现所存最早版本见于元·杜思敬编纂的丛书《济生拔萃》，但内容不完整。1417 年，杨荣、韩公达曾校刊此书，后世流传不多。该书前有元代砚坚 1281 年所作序，但书中还载有此后的一些病案，应为后来所补充。

书名"宝鉴"，取意"夫鉴之本明，其应物也"。意在使读者能因此鉴明医理，应用于临床。该书较为集中地反映了易水学派宗师张元素及其继承者李东垣的临证及药物学成就，同时综合前代许多医家的认识及作者自己多年的临床体会，并有所发挥。罗天益的主要学术思想，也集中反映在

《卫生宝鉴》一书中。

《卫生宝鉴》卷一至卷三，为《药误永鉴》，结合误治病例对一些医学问题进行辨析，以警示后学不要犯误治之错。卷四至卷二十，为《名方类集》，针对各科较常见的病证，精选古今效方766首，以证系方，理法俱备，详其主治及服用法，为本书的主要组成部分。卷二十一为《药类法象》，简述张元素、李东垣的药学理论，如性味、功效等。卷二十二至卷二十四为《医验记述》，载录作者长期从事临床诊治的经验，内容丰富，并联系临床实际和《内经》《难经》理论及张仲景学说予以阐述，颇具临床指导价值。卷二十五为《卫生宝鉴补遗》，选辑历代有关外感、中暑等病证的验方，当为元代以后他人所补充之内容。

该书以《内经》《难经》理论为根据，既论述了李东垣的学术理论，又旁采诸家之说，结合个人经验整理而成。《卫生宝鉴·蒋用文序》云："论病则本于《素》《难》，必求其因。其为说也详而明，制方则随机应变，动不虚发；其为法也简而当，大抵皆采摭李氏平日之精确者，而间隐括以己意，旁及于诸家者也……夫李氏之学，得罗天益而益明。"这是对该书较为中肯的评语。罗天益丰富的临床经验，以及对李东垣脾胃理论的继承和弘扬，对三焦辨证理论的完善和发展，对针药并用的发挥，亦尽现于该书之中。

二、《兰室秘藏》

《兰室秘藏》，共计3卷，撰年不详，约刊于1276年。书名"兰室"，取《素问·灵兰秘典论》"藏灵兰之室"一语，表示所载方论有珍藏的价值。书中分述饮食劳倦、中满腹胀、心腹痞、胃脘痛、眼耳鼻、内障眼、口齿咽喉、妇人、疮疡等21门病证。其中对脾胃病证的论述尤为后世所重。

李东垣以"土为万物之母，脾胃为生化之源"的核心观点，强调在治疗过程中要特别注意保护或增强脾胃的功能。本书的治疗方剂，多属李东垣创制，药味虽较多，配伍却精当，合于方药之理，切于临床实用，对后世有较大的影响。现存元、明、清等多种刻本，1949 年后有影印本。该书实为李东垣所撰，罗天益协助整理，不能算作罗天益的著作。

三、《东垣试效方》

罗天益以所录李东垣效方，类编为《东垣试效方》9 卷，又名《东垣先生试效方》，计 24 门，成书于元至元三年（1266）。分述药象及各科病证，包括饮食劳倦、心下痞、中满腹胀、心胃及腹中诸痛，及妇人、小儿、眼鼻耳齿等病证，后为"杂方"。每门先为总论，以证候为主，详论病源、治法，后列诸方。计收医论 29 篇，医方 240 余首，医案医话 20 余则。其论透彻明晰，且有 10 余篇内容为李东垣诸书不载而仅见于此书。其方多切于实用，所收普济消毒饮、益气聪明汤等，对后世影响较大。李东垣医案流传不多，所载诸案弥足珍贵。此书以医方为主，集医方、医论、医案、医话为一体，而重在脾胃病证用方，反映了脾胃学派的理论和制方特色。该书传本甚少，现存明刊倪维德校订本，新中国成立后有影印本。该书乃李东垣的方、论、案的汇集，虽为罗天益整理而成，但仍属李东垣之作。

罗天益

学术思想

一、学术渊源 🦢

罗天益幼承父训，有志经史，攻读诗书。长大后，适逢乱世，遂弃儒习医，潜心苦学，而自恨所业未精，后拜李东垣为师，潜心学习十余年，尽得李东垣真传，后成元代名医，并著成《卫生宝鉴》等传世之作。罗天益的学术思想，主要继承了李东垣的脾胃理论，并参以《素问》《难经》，兼及先贤诸家，结合自己的医疗实践，进一步加以发挥而成。其学术思想，主要根植于临床经验，以临证实践为主，专章篇幅阐述理论较少，散见于临床实践的各种论说之中。

（一）继承李东垣学术思想

罗天益作为脾胃大家李东垣的关门弟子，也是金元"易水学派"承前启后的重要医家。他全面地继承了李东垣的学术思想，基于"脾胃为后天之本"的思想，提出"土为万物之母，脾胃为生化之源"的核心观点，临证强调保护或增强脾胃功能，并在此基础上提出自己的脾胃观，对李东垣脾胃学说颇多发展。

1. 重视脾胃为后天之本，气机升降之枢纽

人身精气升降运动全赖脾胃，因脾胃居中以为枢纽。李东垣在《脾胃论》中，已详细阐明其脾胃观及临证辨治顾护脾胃的思想，如"盖胃为水谷之海，饮食入胃，而精气先输脾归肺，上行春夏之令，以滋养周身，乃清气为天者也；升已而下输膀胱，行秋冬之令，为传化糟粕，转味而出，乃浊阴为地者也"（《脾胃论·脾胃论卷下·天地阴阳生杀之理在升降浮沉之间论》）。罗天益则全面继承李东垣的脾胃学术思想，他认为："四时五脏，皆以胃气为本。五脏有胃气，则和平而身安。"（《卫生宝鉴·卷十四·胃气为本》）同时指出："脾胃在中，主传化精微以灌四傍，冲和而

不息。其气一伤，则四脏失所……"（《卫生宝鉴·卷一·阴出乘阳治法方》）在继承李东垣重视脾胃基础上，突出五脏皆以脾胃为本，摄生当以养脾胃之气为先，治疗亦应以脾胃为首务。病在中上者，其治在脾；病在肝、心、肺、肾四脏，在治本脏的同时，亦应刻刻顾护脾胃。

2. 内伤脾胃，分门别类论"食伤"和"饮伤"

李东垣认为，脾胃之气受伤，则元气不能充旺，诸病则由此而生。一则元气不固，烦劳伤阳，病生脾胃。二则谷气下流，收藏令行，病生脾胃。三则少阳胆气不升，则阳气不升，亦必脾胃致病。四则五气杂乱，气机乖错，病亦从脾胃而生。而罗天益在论述内伤脾胃中则分门别类，提出"食伤脾胃论"和"饮伤脾胃论"。指出"食伤"和"饮伤"二者，在病机及治疗上的不同。其曰："夫伤者有多少，有轻重。如气口一盛，得脉六至，则伤于厥阴，乃伤之轻也，枳术丸之类主之；气口二盛，脉得七至，则伤于少阴，乃伤之重也，雄黄圣饼子、木香槟榔丸、枳壳丸之类主之；气口三盛，脉得八至九至，则伤太阴，填塞闷乱则心胃大痛，备急丸、神宝丸、消积丸之类主之。"（《卫生宝鉴·卷四·食伤脾胃论》）伤食有轻重，证候有浅深，治疗当有别，他根据症状和气口脉紧盛之不同，分别其轻重而施治。具体到食伤脾胃的分类中，从不同的病因病机，如伤于热食，伤于冷食，伤食后出现气滞、血瘀，酒食所伤，虚人食伤等分别论治。食伤脾胃，首辨虚实，并于不足之中辨其有余，于有余之中辨其不足。然后按病情之轻重、部位在上在下之殊，以及其兼夹证之不同，如气滞、痰郁、寒湿、湿热、燥实等而分别立论。罗天益继承李东垣内伤脾胃观点，又分别而论，这些对后世的临床实践有着一定的指导作用。

3. 劳倦内伤，当分寒热

李东垣对内伤学说的阐述，主要有两点：其一，火与元气不两立。概指内伤引起的一切虚性或本虚标实的火热邪气而言。其二，升降失常是关键。若脾胃气虚，升降失常，内而五脏六腑，外而四肢九窍，都会发生种种病变。内伤病既然都有脾胃气虚，所以升降失常也就成为内热病变的主要关键。李东垣在劳倦内伤中的最大贡献，是将内伤病的证候归纳为两端：即脾胃气虚和火热亢盛两大证候。由于内伤病证的主要病机是脾胃气虚，故主张用甘温之剂来补益脾胃，升其阳气，泻其火热，即著名的甘温除热法。在继承李东垣劳倦内伤理论的同时，罗天益提出劳倦所伤有"虚中有寒"和"虚中有热"不同的病机转化，或以温中散寒，或以益气健中，潜降阴火。这显然比李东垣之论更加明晰，更切于临床实际，对临床有着重要的指导作用与借鉴意义。

4. 重视经典理论，更重视临证实践

李东垣治学，十分重视经典。其云："医者必先读《内经》《本草》，辨十二经，十二脏，十二时之阴阳，以合天地四时之阴阳，了然于心；次及诸家方论。然后施之于用，有余者损之，不足者补之，治而平之，务得其中，庶无误也。得其要者，一言而终。其斯之谓欤。"（《医学发明·卷第一·医学之源》）李东垣治学的另一特点，是非常重视实践，尤其是自身的体验，倡导应遵古而不泥古。罗天益尊先师所言，临证重视经典，同时依据病情又有所变通，如其在《卫生宝鉴·卷四·名方类集》中言："予受学于东垣先生，先生授以《内经》要奥，仍授以制方之法。中书左丞董公彦明，中统辛酉夏领军攻济南，时暑隆盛，军人饮冷，多成痢疾。又兼时气流行，左丞遣人来求医于予，遂以数药付之。至秋城陷矣，公回，谓予曰：向所付药，服之多效，其方君自制耶？古方耶？予曰：有自制方，有古方。公曰：君用药如此，可谓得医之三昧矣。"

（二）继承《内经》理论

1. 注重三焦辨治

《内经》是将三焦作为脏腑、经脉、部位予以理解的，即：以三焦为六腑之一，三焦指体内具有气化功能的，并由上、中、下三个空腔构成的一个大腔。如《素问·灵兰秘典论》曰："三焦者，决渎之官，水道出焉。"罗天益在《内经》此论基础上，指出饮食不节能造成三焦元气升降的失常而致肠胃受伤。因而注重三焦辨治，注重气机调畅。认为三焦既包括五脏六腑，又为"元气之别使"，元气既充则脾胃亦自健运不息。指出三焦可概括五脏六腑，如"心肺在膈上为阳，肝肾在膈下为阴，此上下脏也。脾胃属土，处在中州，在五脏曰孤脏，在三焦曰中焦"（《卫生宝鉴·卷五·劳倦伤脾虚中有寒》）。在此指导思想之下，故其辨证亦有上、中、下三焦之分。

2. 重视脾胃功能

罗天益在分析病证时，非常重视脾胃，如其在《卫生宝鉴·卷四·饮食自倍肠胃乃伤治验》中，引《内经》曰："水谷入口，则胃实而肠虚，食下则肠实而胃虚，更虚更实，此肠胃传化之理也。今饮食过节，肠胃俱实，胃气不能腐熟，脾气不能运化，三焦之气不能升降，故成伤也。"在李东垣的指导下，罗天益历时三年，数易其稿，编纂成《内经类编》。书中不仅系统地继承了李东垣的学术思想，而且受《内经》理论影响，多有发挥。如其在《卫生宝鉴·卷五·劳倦所伤虚中有寒》中说："《内经》曰：肝生于左，肺藏于右，心位在上，肾处在下，左右上下，四脏居焉。脾者土也，应中为中央，处四脏之中州。治中焦，生育荣卫，通行津液，一有不调，则荣卫失所育，津液失所行。""胃者卫之源，脾者荣之本……脾胃健而荣卫通……"精辟地阐发了脾胃在脏腑中的地位及其与营卫津液的关系。其对脾胃功能的论述，也本于《内经》脾胃理论。如其曰："四时五脏，皆以胃气为本。五脏有胃气，则和平而身安""脾胃在中，主传化精微以灌四傍，冲和而不息。其气一伤，则四脏失所"（《卫生宝鉴·卷一·阴出乘阳治法方》）。

3. 强调针灸药同用

罗天益在临床诊疗过程中重视针药并用，并善用灸法来进行补泻，其思想渊源亦是《内经》的经络理论。《内经》有关经络循行和迎随补泻的论述，是其针灸学术思想的重要渊源。用针灸补泻的方法配合药物应用，则是罗天益的创新之处。

（三）吸取前贤诸家之长

罗天益不仅全面地继承李东垣的学术思想，重视《黄帝内经》理论的学习和运用，同时也注重汲取前贤诸家及同时代医家的学术思想和临床诊疗经验。

1. 汗下之法尊仲景，当分阴阳辨表里

罗天益遵张仲景有关汗下的认识，强调汗下之法当分阴阳，别虚实，如其在《卫生宝鉴·卷一·阳盛阴虚下之则愈汗之则死》言："张仲景云：阳盛阴虚，下之则愈，汗之则死者。"同时指出："此言邪气在里之时也……变而为热……入胃谓之入腑也。腑之为言聚也……此阳盛阴虚者也。"在《卫生宝鉴·卷一·阴盛阳虚汗之则愈下之则死》言："阴盛阳虚，汗之则愈，下之则死者。"并指出："此言邪气在表之时也……盖阳气为卫，卫气者所以温分肉、充皮毛、肥腠理、司开阖，此皆卫外而为固也。或烦劳过度，阳气外损，不能卫固，阳为之虚。阳虚者阴必凑之，故阴得以胜。邪气胜则实，此阴盛阳虚者也。"并指出发汗之禁忌，如其在《卫生宝鉴·卷一·汗多亡阳》指出："《金匮要略》云：不当汗而妄汗之，令人夺其津液，枯槁而死。今当汗之，一过亦中绝其命，况不当汗而强汗之者乎？"

2. 小儿疾病辨证，首效钱乙

罗天益对小儿疾病亦多治验，从《卫生宝鉴》所记载的《小儿门》内容来看，罗天益对于小儿疾病常分为寒热虚实论治，在论述中结合诸家之

说,尤其推崇钱乙之方,如其在《卫生宝鉴·卷十九·小儿门》治疗五脏热及肌热中多选用泻青丸、钱氏导赤散、泻黄散以及泻白散等。由于小儿脏腑柔弱,病变迅速,为便于用药,罗天益治疗小儿疾病常以丸散剂为主,或配以灸法。对于外邪侵袭、五脏内热、惊风喘促等证,有独到的见解。

3. 中风论治汲取金元医家学说

《卫生宝鉴》书名"宝鉴",取意"夫鉴之本明,其应物也"。意在使读者能因此鉴明医理,应用于临床。该书较为集中地反映了金元易水学派宗师张元素等临证及药物学成就,同时综合前代许多医家的认识及作者多年的临床体会,并有所发挥。对张元素等的药学理论,如性味、功效等多有发展,即"气味厚薄,各有所用,证治增损,欲后人信之也"。《卫生宝鉴·卷二十一·药类法象》

中风一证,汉唐以及宋初多以"内虚邪中"立论。金元新学肇兴,许多医家从"内风"立论,如刘河间主"心火暴甚",李东垣认为"正气自虚"。而罗天益临证注重外风与内风并举,区分脏腑。其所述"中风",除太阳中风证以外,已经论述到"内风"的证候特点,如其在《卫生宝鉴·卷七·中风门》指出:"拘急不仁,或中身之后,或中身之前,或中身之侧,皆曰中腑者,其病多易治;其中脏者,唇吻不受,舌不转失音,鼻不知香臭,耳聋而眼瞀,大小便秘结,皆曰中脏也,其病为难治。"以上所述"内风",已经与现今所论中风的特征基本接近,同时也包括风湿之邪留滞经络等疾患。

4. 临证参阅诸家

罗天益早年随军诊疗中,便四处访求师友以提高医术。如1253年,在瓜忽都跟刘禅师学治疮疡瘰疬之法。次年又随王府驻屯于瓜忽都地面过冬,同时随军有太医大使颜飞卿和窦子声等,罗天益不耻下问,从颜飞卿处学得治外科病方四则,使用有效。又从窦子声处学针法、《流注指要》和补泻法。1257 年 8 月，他随军经过河南邓县，时值阴雨，民多疾，乃于高仲宽处得白术安胃散、圣饼子等方。此外，又在济南刘太医处学得眼科名方金露膏，在真定惠民司张君处得积聚效方硇砂煎丸等。罗天益虚心好学，博采众方，推广施用，疗效卓著。中书左丞董公彦明赞："君用药如此，可谓得医之三昧矣。以自制方及古方，用之经验者，类而集之以济人，不亦善乎？"（《卫生宝鉴·卷四》）明代医家蒋用文说："论病则本于《素》《难》，必求其因，其为说也详而明，制方则随机应变、药不虚发，其为法也简而当。大抵皆采撷李氏平日之精确者，而间隐括以己意，旁及于诸家者也。"（《卫生宝鉴·重刊《卫生宝鉴》序》）

二、学术特色

（一）革流弊以正医道

罗天益深恶当时社会胡乱服药的习俗，以及医家滥用汗下之法误人的现状，极力革除流弊以正医道，强调要遵循《内经》《难经》之旨并效法张仲景。

1. 反对春服苦寒攻下药

金元时期，世人有服宣药以养生保健之习俗。认为凡人于冬三月，厚衣暖食，又近于火，致积热于内，春初若不宣泄，必生热疾。故服宣药企望可解三焦积热，去五脏余毒。当时世传宣药，乃牵牛、大黄之类，或丸或散，自立春后，无病之人服之，辄下数行。罗天益认为断无此理，故推广李东垣所论春月奉生之道，在《卫生宝鉴·卷一·春服宣药辨》指出了春服苦寒攻下之品，有违时令，不但无益，且反伤身体，如其言："方冬严气凝寒，厚衣暖食近火，所以敌天气之寒也。冬裘夏葛，冬饮汤而夏饮水，皆自然之道，何积热于内而生疾乎！况且阴阳偏胜则疾，若果真三焦积热，是阳亢阴绝，岂有得生之理哉？"进一步强调："少阳用事，万物方生，折之则绝生化之源，此皆奉生之道也……且春初服宣药者，乃伐天和而损脾胃，非徒无益而又害之。"同时指出："今反以北方寒水所化，气味俱厚，苦寒之剂投之，是行肃杀之令于奉生之月，当升反降，伐脾胃而走津液，使营运之气减削，其不能输精皮毛经络必矣。奉长之气，从何而生？脏腑何所以禀受？脾胃一衰，何病不起？此诛罚无过，是谓大惑。无病生之，有病甚之。"（《卫生宝鉴·卷一·春服宣药辨》）

因此，罗天益引用《素问·四气调神大论》所云："春三月，此谓发陈，天地俱生，万物以荣，夜卧早起，广步于庭，被发缓形，以使志生。生而勿杀，予而勿夺，赏而勿罚，此春气之应，养生之道也。逆之则伤肝，夏为寒变，奉长者少。"认为："智者之养生也，必顺四时，适寒温，和喜怒而安居处，节阴阳而调刚柔，如是则邪僻不至……顺之则阳气固，虽有贼邪，弗能害也。失之则内闭九窍，外壅肌肉，卫气散解，此谓自伤，气之削也。当少阳用事，万物向荣生发之时，惟当先养脾胃之气，助阳退阴，应乎天道以使之平。"（《卫生宝鉴·卷一·春服宣药辨》）并指出："少阳证禁下，宜小柴胡汤和解之。"（《卫生宝鉴·卷一·春服宣药辨》）

针对春服宣药，罗天益在（《卫生宝鉴·卷一·春服宣药辨》）中指："出世多雷同，莫革其弊，深可痛哉！凡有志保生者，但以圣贤之言为准，则可免疑误之悔、夭折之祸矣。"于是以《内经》理论为指导，自创"革春服宣药歌"以革流弊，彰显圣道。歌曰："天与圣人同一体，长养万物不言利，《黄帝内经》福万世，惟恐生民触邪气，调神四气谨依行，身体康强无病滞，去圣逾远医道衰，谁解非非而是是。初春宣药服寒凉，无故令人遭疫疠，肠鸣腹痛下数行，脾土既衰复损胃，周身百脉失经常，安乐身中强生事。少阳用事物向荣，一夜风霜反凋弊，春不生荣秋不收，奉养之气从何至，四时失序化难成，血气一衰神不炽。主明下安养生昌，心不明时灾

患继，哀哉此理久不明，故以言理革其弊，保生君子勿他求，当向《内经》
求圣意。"(《卫生宝鉴·卷一·革春服宣药歌》)

2. 力戒无病服药之习

罗天益认为服食药石以追求延年益寿，为害甚大，其在《卫生宝
鉴·卷一·无病服药辨》言："夫天之生物，五味备焉，食之以调五脏，过
则生疾。故《经》云：五味入胃，各归其所喜，故酸先入肝，辛先入肺，
苦先入心，甘先入脾，咸先入肾。久而增气，气增而久，夭身之由也。又
云：酸走筋，辛走气，苦走骨，咸走血，甘走肉，五味口嗜而欲食之，必
自裁制，勿使过焉。至于五谷为养，五果为助，五畜为益，五菜为充，气
味合而食之，补精益气；倘用之不时，食之不节，犹或生疾。况药乃攻邪
之物，无病而可服焉？……一味偏胜，一脏偏伤。一脏既伤，四脏安得不
病？"同时，罗天益认为："洁古老人云：无病服药，乃无事生事。此诚不
易之论。人之养身，幸五脏之安泰，六腑之和平，谨于摄生。春夏奉以生
长之道，秋冬奉以收藏之理，饮食之有节，起居而有常。少思寡欲，恬淡
虚无，精神内守。此无病之时，不药之药也。"(《卫生宝鉴·卷一·无病服
药辨》)

为了证实无病服药之危害，让后世引以为戒，罗天益在《卫生宝
鉴·卷一·无病服药辨》列举了许多圣贤之论及无病服药致害的案例，今
录之于此，以资参考。例如"《圣济经》曰：彼修真者，蔽于补养，轻饵药
石。阳剂刚胜，积若燎原，为消狂痈疽之属，则天癸竭而荣涸；阴剂柔胜，
积若凝冰，为洞泄寒中之属，则真火微而卫散……裴潾谏唐宪宗[①]曰：夫药

[①] 裴潾，生年不详，卒于唐文宗开成三年（838），河东闻喜（今山西闻喜县）人；唐宪宗李
纯（778—820），初名李淳，唐顺宗长子，唐代皇帝，805～820 年在位。

以攻疾，非朝夕常用之物。况金石性酷烈有毒，又加炼以火气，非人五脏所能禁。"至于张皋谏唐穆宗①曰："神虑清则气血和，嗜欲多而疾疢作，夫药以攻疾，无疾不可饵。故昌黎伯铭李子之墓曰：余不知服食说自何世起，杀人不可计。而世慕尚之益至，此其惑也。今直取目见，亲与之游，而以药败者，六七公，以为世诫。工部尚书归登、殿中御史李虚中、刑部尚书李逊、弟刑部侍郎建、襄阳节度使工部尚书孟简、东川节度使御史大夫卢植、金吾将军李道古。"（《卫生宝鉴·卷一·无病服药辨》）

罗天益又举亲见病例："僧阁仲章服火炼丹砂二粒，项出小疮，肿痛不任，牙痒不能嚼物，服凉膈散半斤始缓。后饮酒辄发，药以寒凉之剂则缓，终身不愈。镇人李润之，身体肥盛，恐生风疾，至春服搜风丸，月余，便下无度，饮食减少，舌不知味，口干气短，脐腹痛，足胫冷，眩晕欲倒，面色青黄不泽，日加困笃。乃告亲知曰：妄服药祸，悔将何及！后添烦躁喘满，至秋而卒。张秀才者，亦听方士之说，服四生丸，推陈致新。服月余，大便或溏或泻，饮食妨阻，怠惰嗜卧，目见黑花，耳闻蝉声，神虚头旋，飘飘然身不能支，至是方知药之误也。遂调饮食，慎起居，谨于保养，三二年间，其证犹存，逾十年后方平复。刘氏子闻人言腊月晨，饮凉水一杯，一月至春而无目疾，遂饮之，旬余，觉腹中寒痛不任，咳嗽呕吐，全不思食，恶水而不欲见，足胫寒而逆，医以除寒燥热之剂急救之，终不能效。"（《卫生宝鉴·卷一·无病服药辨》）

综上，罗天益认为："此皆无故求益生之祥，反生病焉，或至于丧身殒命。"（《卫生宝鉴·卷一·无病服药辨》）同时指出了养生长寿的具体方法，如"故智者之养生也，必顺四时，适寒温，和喜怒而安居处，节阴阳而调

---

① 唐穆宗李恒（795—824），原名李宥，唐朝第十四位皇帝，唐宪宗第三子。

刚柔，如是则邪僻不至。"（《卫生宝鉴·卷一·春服宣药辨》）

3. 主张真邪宜相离而勿合

《素问》有"离合真邪"之论。外邪入于正气，名曰"真邪合"。"合"则正气弱，邪气乘虚而入，病势增剧；真邪相"离"，则病势轻。罗天益发挥《素问》之论，认为"欲使真邪相离而勿合"，若"真立则邪远，邪历则真残"。也就是说，邪正交争贯穿于疾病发生、发展的全过程，治法要使邪气离，促正气之旺盛，而勿使真邪相合。"若邪入于真，则真受其蠹而不遂其纯一之真，真之不遂，则其所谓真也，罹害有不可言者。真被乎邪，窃其柄而肆其横逆，邪既横逆，则其为患，复可胜言哉，呜呼！真邪之不可合也如此。"（《卫生宝鉴·卷二十·针法门》）

何谓真？何谓邪？罗天益曰："真之为言也，天理流行，付与万物，万物得以为生者，皆真也，圣人保之如持盈；邪之为言也，天地间非四时五行之正气，而差臻迭至者，皆邪也。圣人避之犹矢石，其防微杜渐之严如是。"（《卫生宝鉴·卷二十·针法门》）故应注意扶正固本，避免邪气侵袭，驱邪务在迅速而彻底，所谓"克邪之方，使屏之如沃雪拔刺而无遗者"。因此，罗天益特别重视扶正培本，指出摄生的核心是养护人体的正气，保持正气的充沛，是防治疾病的关键。

关于如何保养真气？罗天益指出："但饮食男女，节之以限；风寒暑湿，御之以时；复能实慈恕以爱人，虚中襟而应物；念虑必为之防，举止必为之敬。如斯内外交养周备，则吾之生，不永生而生，不期寿而寿矣。"又曰："盖真立则邪远，邪历则真残，邪固可除，真尤宜养，养真之道，无须异求。"（《卫生宝鉴·卷二十·针法门》）以上摄生法则，对于保护人体之真气可谓至关重要。

同时，罗天益曰："人之养身，幸五脏之安泰，六腑之和平，谨于摄生。春夏奉以生长之道，秋冬奉以收藏之理，饮食之有节，起居之有常，少思寡欲，恬淡虚无，精神内守，此无病之时不药之药也。"(《卫生宝鉴·卷一·无病服药辨》)此强调顺四时阴阳以养生，调情志饮食以养生，并指出："摄养少或不严，则六邪乘隙竞入，诸疾交生，众害并作，则吾之真所能存者几希，故圣人忧之，揆度权衡机宜所在。"(《卫生宝鉴·卷二十·针法门》)

总之，罗天益秉承《内经》理论，推崇"正气存内，邪不可干"的思想，强调"树德务滋，除恶务本，亦此意也"。体现出其既重视人体正气的扶助，同时亦主张祛邪务必彻底，使得真邪勿合而相离，则病易祛除而机体康健。

（二）突出三焦辨证

1. 注重三焦气机调畅

罗天益继承李东垣学术思想，在分析病证时非常重视脾胃。但也有不同于李东垣之论，即注重三焦气机调畅，他认为饮食不节，能造成三焦元气升降的失常而致肠胃受伤。在"饮食自倍肠胃乃伤治验"中，他基于《内经》理论指出："水谷入口，则胃实而肠虚，食下则肠实而胃虚，更虚更实，此肠胃传化之理也。今饮食过节，肠胃俱实。胃气不能腐熟，脾气不能运化，三焦之气不能升降，故成伤也。"(《卫生宝鉴·卷四·饮食自倍肠胃乃伤治验》)突出强调饮食自倍，三焦气机不畅，致脾不升清、胃不降浊，则脾胃失其腐熟运化之力。

2. 倡导三焦寒热辨证

在张元素、李东垣脏腑辨证理论的启示下，罗天益提出三焦寒热辨证，尤其强调三焦气机的调畅。认为三焦既可以包括五脏六腑，又为"元气之别使"，元气既充则脾胃亦自健运不息。此为善用张元素、李东垣理论而又自成一说。在临证辨治中，罗天益认为，饮食不节，三焦气机不能升降，必导致脾胃受伤，所以投以备急丸及无忧散，使患者吐利相宜，三焦气机渐复调畅而愈。认为三焦包括五脏六腑，在生理上三焦气化与其他脏腑有关，在发生病变时又彼此累及，故上焦病证包括心肺病变，中焦病证包括脾胃病变，下焦病证包括肝肾病变。如"心肺在膈上为阳，肝肾在膈下为阴，此上下脏也。脾胃属土，处在中州，在五脏曰孤脏，在三焦曰中焦。"（《卫生宝鉴·卷五·劳倦伤脾虚中有寒》）在这样的指导思想下，其辨证有上、中、下三焦之分，并注重三焦证候的寒热辨证，且三焦寒热辨证中，又分气分证和血分证进行辨证，治疗时亦审证用药。如《卫生宝鉴》泻热门中，有上焦热、中焦热、下焦热的辨证，来分辨三焦不同的病证，而且详列气分热的病证；在《卫生宝鉴》"除寒门"中，除论述辨治寒病有"上焦寒""下焦寒"之别，还分别论述了气分寒证和血分寒证，而且提出了相应的方药。

（1）三焦热证

①结合病位，分三焦论治

罗天益总结上焦热证的主要表现：积热烦躁，多渴，面热唇焦，咽燥舌肿，喉闭，目赤，鼻衄，领颊结硬，口舌生疮，谵语狂妄，肠胃燥涩，便溺闭结，睡卧不安。提出治疗上焦热证时用凉膈散，并提出"一切风壅，皆治之"。凉膈散出自《太平惠民和剂局方》，其泻火通便，清上泄下，主治中、上二焦邪郁生热之证。上焦热盛，导致脏腑积热，聚于胸膈，热伤津液，则口渴，唇焦，咽燥；火性炎上，则面红耳赤，口舌生疮，咽痛，鼻衄；火热内扰心神，则见睡卧不安，甚则谵语狂躁；燥热内结，而有便秘尿赤。上焦无形火热炽盛，中焦燥热内结，如单清上则中焦燥热难去，单泻下则上焦邪热不解。罗天益选用凉膈散，用意在于清泄兼施，方能切中病情。由此可以看出，罗天益所言上焦热证，主要指头面热盛所致病证。而因上焦热盛，热扰神明，热毒壅盛、肺热下传大肠、肠结便秘等也归于此。同时，上焦热还包括胸中郁热、肺热壅盛、热迫血行，所导致的咳嗽、吐血、鼻衄、下血、血淋等证，用《太平惠民和剂局方》之龙脑鸡苏丸［柴胡、木通、阿胶、蒲黄、人参、麦门冬、黄芪、鸡苏净叶（即龙脑薄荷）、甘草、生干地黄］主治。心肺积热风壅，上攻头目昏痛，肢节烦疼，口苦唇焦，咽喉肿痛，小便赤涩，大便秘滞等证，用洗心散（药用白术、麻黄、当归、荆芥、芍药、甘草、大黄）主治。

中焦热，主要包括中焦脾胃热盛，燥热内结，其中有胃中实热的调胃承气汤证，脾热目黄的泻脾散证；其他一切热毒、食毒、酒毒、药毒等证，用贯众散（黄连、贯众、甘草、骆驼蓬）主治。

下焦热，包括痞满燥实俱全导致腑实不通的大承气汤证，心火偏旺、肾水不足所致的心肾不交证，则治以三才封髓丹交通心肾，泻火坚阴。罗天益的三焦寒热辨证，与后世温病学家所主张的三焦辨证不同。温病之下焦病证，主要为温热之邪久羁中焦，阳明燥热劫伤下焦阴液所致。因乙癸同源，肝肾受灼，故多为肝肾阴伤之证。罗天益的下焦辨证，除阳明热盛的表现外，还包括心肾不交的心火偏旺或肾水不足之证。从这点来说，罗天益的三焦寒热辨证，为后世温病学家三焦辨证理论的提出，提供了重要的基础和思路。

②结合病情，分气分与血分论治

罗天益强调三焦热证治疗应分上中下三焦之不同，又指出当根据病情深浅，从气分和血分两方面进行辨证。

三焦气分热证的主要表现有：一切肌骨蒸热，积热；或寒热往来，及伤寒发热不解；或不经发汗传受，表里俱热，口干烦渴；或表热入里，下证未全，下后热未除，及汗后余热劳复等，以柴胡饮子治疗，方以邪入半表半里之柴胡汤为主，加泻热通便之大黄，同时配合敛阴滋液之当归、白芍，防止泻下伤阴。另一气分热盛证，为清热生津之白虎汤证，其表现为伤寒大汗出后表证已解，心胸烦热，渴欲饮水；及吐或下后七八日，邪毒

不解，热结在里，表里俱热，时时恶风，大渴，舌上干燥而烦，欲饮水数
升者。

在三焦热的辨证中，除气分热证，罗天益还论及血分热证，其主要病
机为热结膀胱，表现为其人如狂。热在下焦，与血相搏，血下则热随出而
愈。方以桃仁承气汤（芒硝、甘草、大黄、桂枝、桃仁）清除下焦蓄血。
大热之气，寒以取之，热甚搏血，故加桃仁、桂枝于调胃承气汤中。如血
分热盛导致丹毒、积热壅滞、咽喉肿痛，则用清凉四顺饮子，方用大黄、
赤芍、当归、甘草四味，以解血分热毒。

从上述辨证的观点来看，罗天益在运用三焦寒热辨证的同时，与脏腑
辨证进行了巧妙的结合。如下焦热中的心肾不交病证，下焦阴虚所表现的
肝肾阴虚证等。三焦热证，有偏重于上焦热证者，亦有偏重中焦热盛者，
还有三焦通热之病证。其用三黄丸（黄连、黄芩、大黄）清上泻下，通治
三焦之热。至于大热甚烦、热扰神明，错语不得眠，则用黄连解毒汤（黄
连、黄柏、栀子、黄芩）治之。

罗天益在实际的临床诊治中，不仅详论三焦热证，还列举医案来验证
其理论对实践的指导作用。如对于三焦通热，热扰神明导致的发狂病证的
辨治过程中，罗天益举实例以阐明三焦热盛，热扰神明，心神浮越，神明
错乱，最终以峻下热结而收功。如在《卫生宝鉴·卷六·泄热门》有关发
狂一案："丑厮兀闽病五七日，发狂乱弃衣而走，呼叫不避亲疏……"罗天
益详细分析其病机，考虑属触冒寒邪，失于解利，因转属阳明，而成胃实
谵语；又食羊肉以助其热，致使两热相合，重阳而狂，治以大承气汤，加
黄连二钱，水煎服之，是夜下利数行，得汗而解。翌日则身凉脉静。故曰
阳胜则热，重阳则狂，热盛扰乱神明，故而发狂。此证用大承气汤釜底抽
薪，峻下热结而解，遂病愈。"在辨治三焦通热的病例中，需要分清真热假
寒或真寒假热之证，无论是脉证合参，还是舍证从脉，罗天益均能仔细辨

别，条分缕析，从复杂的证候中抓住主要病机，同时注意因人制宜，分析其生活饮食习惯及发病过程，识别出病机中的真假。

又如其论治南省参议官常德甫案："路感伤寒证……迁延数日，并不瘥……诊得两手六脉沉数，外证却身凉，四肢厥逆，发斑微紫……咽干声嗄，默默欲眠……精神郁冒，反侧不安。此证乃热深厥深，其证最急……发汗极多，遂至如此……津液重竭，转属阳明，故大便难。急以大承气汤下之，得更衣。再用黄连解毒汤，病减大半。复予黄连犀角汤，数日而安。"（《卫生宝鉴·卷六·泄热门》）在治疗此三焦热盛导致发狂的病例中，罗天益舍证从脉，判断准确，果断用药，用大承气汤急下存阴，上、中、下三焦同治，而又有所侧重，考虑时间先后及病机之不同，故而投药准确，效如桴鼓。

（2）三焦寒证

罗天益在辨证中首分三焦寒热辨证，尤其是阐明三焦之寒证。罗天益辨三焦寒证，尤重肾阳。肾阳乃一切阳气之根本，温煦各脏之阳。治上焦寒者，以温上焦之阳为主，也适当照顾肾阳，温下以煦上。治中焦寒者，扶中阳之同时，不忘温肾以助脾。治下焦寒者，在温肾助阳之时，采取温柔补益，慎用刚燥之品，以免劫伤阴液。在温阳时，时时不忘对精血的敛护。在祛寒时，注意对气分的补益。这也是罗天益的高明之处，完全符合《内经》"阴阳互根互用"的理论。

①温阳散寒，分三焦论治

从其所论病机特点来看，罗天益所指的上焦寒证，不仅包括上焦寒痰停滞、寒邪内袭以及风邪冷气留滞经络等导致的上焦寒证，还包括中焦虚寒或中焦寒湿内盛之证。上焦寒证的具体表现：积寒痰饮，呕吐不止，胸膈不快，不下饮食，用铁刷汤（出自《太平惠民和剂局方》）温散寒痰积饮以治之，药选半夏、草豆蔻、丁香、炮干姜、诃子皮、生姜，酌加附子。

上焦寒证，亦有风邪冷气，入乘心络，脏腑暴感风寒，上乘于心，令人卒然心痛；或引背膂，乍间乍甚，经久不瘥者，方用桂附丸（出自《圣济总录》）辨治。药用川乌、黑附片、干姜、赤石脂、川椒、肉桂，和蜜为丸，取其缓效，温散寒邪，温通经络。肺胃虚寒导致的咳嗽喘急，呕吐痰水等证，则选胡椒理中丸（出自《外台秘要》），药选胡椒、甘草、款冬花、荜拨、高良姜、细辛、陈皮、干姜、白术。治疗脾胃冷弱，心腹绞（疠）痛，呕吐泻利，霍乱转筋，体冷微汗，手足厥冷，心下逆冷，满闷，腹中雷鸣，饮食不进及一切沉寒痼冷等证，方用附子理中丸（人参、白术、干姜、甘草、附子）以温中散寒。用二气丹（出自《太平惠民和剂局方》）治疗内虚里寒证，表现为心胁腹满刺痛，泄利无度，呕吐不止，自汗时出，小便不禁，阳气渐微，手足厥冷，及伤寒阴证，霍乱转筋，久下冷痢，少气羸困，一切虚寒痼冷之证。二气丹用硫黄、肉桂、朱砂、干姜、黑附子，水面糊为丸，如桐子大，每服三十丸。罗天益所论述的上焦寒证，也包括了中焦虚寒证，其表现为手足厥冷，小腹挛急，或腹满弦急，不能食，起即微汗，阴缩；或腹中寒痛，不堪劳，唇口干，精自出；或手足乍寒乍热，而烦躁酸疼，不能久立，多梦寐。治以温中补虚，降逆止痛。方用大建中汤（黄芪、当归、桂心、芍药、人参、甘草、半夏、黑附子）。此方不同于张仲景大建中汤。

下焦寒证表现以肾气不足为主，或兼心肾脾胃之阳皆虚。肾气不足用八味丸（牡丹皮、白茯苓、泽泻、熟地黄、山茱萸、山药、附子、官桂）加减治疗。大补心肾脾胃之阳虚，则用还少丹（药用山药、牛膝、远志、巴戟天、山茱萸、白茯苓、楮实、五味子、肉苁蓉、杜仲、石菖蒲、茴香、枸杞、熟地黄）。罗天益认为，此方用之效如桴鼓，五日后有力，十日精神爽，半月气力颇壮，二十日目明，一月夜思饮食，冬月手足常暖，久服身体轻健。妇人服之，姿容悦泽，暖子宫，去一切病。下焦阳虚寒证，也可以天真丹（出自《医学发明》）温肾固阳，药用沉香、巴戟、茴香、萆薢、胡芦巴、破故纸、杜仲、琥珀、黑牵牛、官桂等为丸。

②下焦寒证，分气分血分论治

在下焦寒证的辨治过程中，罗天益仍用气血辨证，具体分为气分寒证和血分寒证进行辨治。气分寒证的治疗，主要效法张仲景，用桂枝汤加减：其一为桂枝加附子汤，主治太阳病发汗，遂漏不止，其人恶风，小便难，四肢微急，难以屈伸者，药用桂枝、芍药、甘草、附子以温散太阳寒邪，助其从表而走。其二为桂枝加芍药生姜人参新加汤，主治发汗后身疼痛，脉来迟者。药用桂枝、人参、芍药、甘草、生姜，在助阳解表的同时，帮助寒邪发散，从表而解。

在血分寒证的辨证中，罗天益主要着眼于下焦肝肾两虚，或下焦元气虚寒导致的小腹疼痛等。其中，以巴戟丸（出自《太平圣惠方》）治肝肾俱虚证，认为其收敛精气，补真益阳，充悦肌肤，增进饮食，药用白术、五味子、川巴戟、茴香、熟地黄、肉苁蓉、人参、覆盆子、菟丝子、牡蛎、益智仁、骨碎补、白龙骨等大补肝肾，益气养血。用神珠丹治下焦元气虚弱，小腹疼痛，皮肤燥涩，小便自利者，药选杜仲、萆薢、诃子、龙骨、破故纸、胡桃仁、巴戟、砂仁等为丸。

③三焦大寒，温通散寒兼回阳救逆

在三焦寒热辨证中，罗天益不仅论述了三焦通热之证，同时也论述了三焦甚寒、三焦大寒之证。症见脏腑虚寒，心腹绞痛，泄泻肠鸣，自利自汗，米谷不化，手足厥冷。选用大已寒丸主治，药用大量荜茇、肉桂（各六两半）、干姜、良姜（各十两）来温散寒邪，祛除寒气，通治三焦甚寒之气。除了脏腑虚寒的三焦大寒之证，伤寒所导致的一切虚寒逆冷，亦归于三焦甚寒之证。如伤寒自利不渴，呕哕不止，或吐利俱发，小便或涩或利，或汗出过多，脉微欲绝，腹痛胀满，手足逆冷及一切虚寒逆冷之证，方选

《伤寒论》四逆汤（甘草、干姜、附子）主治。

在论述三焦寒热辨证之后，罗天益还举亲身体验的三焦寒甚医案，验证其辨证论治思路。如"至元己巳（引者注：1269）夏六月，董彦诚，年逾四旬，因劳役过甚，烦渴不止，极饮湩乳，又伤冷物。遂自利肠鸣腹痛，四肢逆冷，冷汗自出，口鼻气亦冷，六脉如蛛丝，时发昏愦。众太医议之，以葱熨脐下，又以四逆汤……至夜半，气温身热，思粥饮，至天明而愈。"（《卫生宝鉴·卷六·除寒门》）此医案中，患者董彦诚劳役过度后，又伤冷物，自利肠鸣腹痛，四肢逆冷，冷汗自出，口鼻气亦冷，六脉如蛛丝，属三焦俱寒之证。治以温熨加重剂回阳救逆之四逆汤去渣凉服的方法，使得患者起死回生。另外一例三焦甚寒医案则更多曲折，如："真定府武德卿，年四十六岁。至元丙子（引者注：1276）三月间，因忧思劳逸，饮食失节得病，肢体冷，口鼻气亦凉，额上冷汗出，时发昏愦，六脉如蛛丝……予因思钱氏小儿论制宣风散……以宣风散导去风邪……乃阴盛阳虚，苦寒之剂，非所宜也……遂以理中汤加黑附子，每服五钱，多用葱白煎羊肉汤，取清汁一大盏，调服之。"果然效如桴鼓，患者"至夕四肢渐温，汗出少，夜深再服，翌日精神出，六脉生，数服而愈。"（《卫生宝鉴·卷六·除寒门》）

罗天益阐发三焦寒热辨证，并根据并根据病情之不同，分气分、血分辨治；在脏腑病机理论的启示下，指出三焦之气升降失常涉及心肝脾肺肾五脏，实为后世阐发三焦病机，创立三焦辨证的先导。

（三）发扬李东垣脾胃学说

罗天益作为脾胃大家李东垣的弟子，也作为易水学派承前启后的重要医家，不仅全面地继承了李东垣的学术思想，更有自己独特的脾胃观，对李东垣脾胃学说多有发挥。其"食伤脾胃论"和"饮伤脾胃论"，指出"食伤"和"饮伤"二者在病机及治疗上的不同；在继承李东垣劳倦内伤理论的同时，又提出劳倦所伤有"虚中有寒"和"虚中有热"不同的病机转化。前者以理中丸、建中汤等温中散寒，后者以调中益气汤、黄芪建中汤，益气建中，潜降阴火。这些提纲挈领的论述，显然更加明确且有条理，更切于临床实际，对临床有着重要的指导与借鉴意义。

1. 发脾胃内伤之微，分食饮伤胃

　　罗天益虽与李东垣同处金元战乱时期，但李东垣为民间医师，所见多为贫病交加，饥寒劳馁之人，故特别强调饥饿、惊恐、劳役所伤。而罗天益身为太医，治疗对象多是豪门贵族，故多因之于饮食自倍，饮酒无度，或醉以入房所致。故治疗亦不墨守升阳泻火一端，能根据脾胃气机失调及虚实变化进行辨治。

　　罗天益对脾胃病病因病机的分析，也比东李东垣更为细致而有条理，并能注意其他脏腑对脾胃的影响。罗天益在《卫生宝鉴·卷四·饮食自倍肠胃乃伤论》中多处提及有关食伤脾胃，如："食物无务于多，贵在能节""如能节满意之食，省爽口之味，常不至于饱甚者"，则"神藏内守，荣卫外固，邪毒不能犯，疾病无由作"。"若贪多务饱，饫塞难消，徒积暗伤，以召疾患""或食不下而上涌，呕吐以耗灵源"；"或饮不消而作痰，咳唾以耗神水；大便频数而泄，耗谷气之化生；溲便滑利而浊，耗源泉之浸润。至于精清冷而下漏，汗淋漉而外泄，莫不由食物之过伤"。

　　罗天益对《内经》有深刻的研究，在李东垣的指导下，曾历时三年，数易其稿，编纂成《内经类编》。因此，不仅全面而系统地继承了李东垣的学术思想，而且受《内经》理论影响并多有发挥。如其论述脾胃的生理功能时说："《内经》曰：肝生于左，肺藏于右，心位在上，肾处在下，左右上下，四脏居焉。脾者土也，应中为中央，处四脏之中州。治中焦，生育荣卫，通行津液，一有不调，则荣卫失所育，津液失所行。""胃者卫之源，脾者荣之本……脾胃健而荣卫通。"精辟地阐发了脾胃在脏腑中的地位及其

与营卫津液的关系。对脾胃生理功能的论述本于《内经》，并承袭李东垣之说，认为五脏皆以脾胃为本，摄生当以养脾胃之气为先，治疗亦应以脾胃为首务。病在中上者，其治在脾。病在肝、心、肺、肾四脏，亦应在治本脏的同时，时时顾护脾胃。实热之证，确实需要应用苦寒之剂，必须以平为期，不可过量。脘腹胀满不大便，非峻下则不能去者，亦须在急下之后，以薄粥少少与之，"再以参术之药调其中气"。同时罗天益在"药误永鉴"中，用大量篇幅论述滥用苦寒攻伐，损伤脾胃而造成的严重后果。所以，罗天益强调脾胃为后天之本，必须时时处处注意顾护中土，千万不可滥用苦寒攻伐，戕害脾胃生气，危害病人健康，甚至绝人长命。

在论述脾胃为饮食所伤的病机时，李东垣指出："若胃气之本弱，饮食自倍，则脾胃之气既伤，而元气亦不能充，而诸病之所由生也。"（《脾胃论·卷上·脾胃虚实传变论》）罗天益从临床实践出发，在《卫生宝鉴·卷四·饮食自倍肠胃乃伤论》中不仅认为"食物饱甚，耗气非一"，而且指出"东垣《内外伤辨惑论》载'饮食自倍，肠胃乃伤'，此混言之也，分之为二，饮也，食也……饮者无形之气，伤之则宜发汗、利小便，使上下分消其湿……食者有形之物，伤之则易损其谷，其治莫若消导"。其以"食伤脾胃论"和"饮伤脾胃论"进一步探讨这个问题，阐释"饮食自倍，肠胃乃伤"。指出饮食不能节制，则脾胃功能受损，脾胃气机失调，不能升清降浊，则"饮塞难消，徒积暗伤"；脾胃气机失调，则食不下而呕吐，饮不下而成痰，小便滑利而浊，大便频数而泻。如果饥饱适宜，则顿顿无伤，物物有益，溲便按时，精华内凝，则神藏内守，荣卫外固，邪毒不侵，百病不生。尤其告诫酒味苦甘辛，火热有毒，"若耽嗜过度，其酷烈之性，挠扰于外；沈注之体，淹滞于中。百脉沸腾，七神迷乱，过伤之毒一发，耗真之病百生。"（《卫生宝鉴·卷四·饮伤脾胃论》）从而强调了脾胃为饮食所伤有饮伤和食伤之分，较之李东垣所论更加明确，进而列出了不同的治法方药和验案加以说明。

（1）食伤脾胃

关于食伤脾胃，罗天益曰："经曰：'味归形，若伤于味亦能损形'，今饮食反过其节，以至肠胃不能胜，气不及化，故伤焉。""饮食自倍，肠胃乃伤，失四时之调养，故能为人之病也。"此言食伤脾胃的基本病机。伤食之后的证候表现，"气口紧盛伤于食，心、胃满而口无味。"（《卫生宝鉴·卷四·食伤脾胃论》）

罗天益指出，伤食之后导致的疾病有轻重之别。其曰："夫伤者有多少，有轻重，如气口一盛，得脉六至，则伤于厥阴，乃伤之轻也，枳术丸之类主之；气口二盛，脉得七至，则伤于少阴，乃伤之重也，雄黄圣饼子、木香槟榔丸、枳壳丸之类主之；气口三盛，脉得八至九至，则伤太阴，填塞闷乱则心胃大痛，备急丸、神保丸、消积丸之类主之。"（《卫生宝鉴·卷四·食伤脾胃论》）伤食有轻重，证候有浅深，治当有别，他根据症状和气口脉紧盛之不同，分别其轻重而施治。伤食轻者，用消补皆施的枳术丸；伤食重者，则用木香槟榔丸侧重消导化食；更严重者，则用备急丸等峻下之剂进行治疗。如何判断伤食后出现的危候？罗天益指出："上部有脉，下部无脉，其人当吐，不吐者死，瓜蒂散吐之。如不能吐，则无治也。"（《卫生宝鉴·卷四·食伤脾胃论》）

综上所述，罗天益在继承李东垣脾胃内伤学说的同时，也吸取当时以攻下为主的治疗法则。但即使运用攻下之法，也十分注重顾护脾胃，尤其注重脾胃元气的恢复和脾胃气机的调畅。具体到食伤脾胃的分类，从不同的病机状态，如伤于热食，伤于冷食，伤食后出现气滞、血瘀，酒食所伤，虚人食伤等，分别加以论治。食伤脾胃，他首辨虚实，并于不足之中辨其有余，有余之中辨其不足。然后按病情之轻重、部位在上在下之殊，以及其兼夹证之不同，如气滞、痰郁、寒湿、湿热、燥实等而分别论治。从处方用药来看，使用攻下药的特点也比较鲜明。但在应用攻下法，特别是峻下法时，充分考虑到患者的体质状态及兼夹证候。如遇虚证或虚中夹实之证，则用之慎重。一者用量极小，另者在使用方法上多用丸药处之，且多以姜汤或米汤或米浆水顾护胃气，大多取微利为度。采用见效即止的用药方法，也在最大程度上固护中焦脾胃，使得食伤脾胃痊愈较快，且疗效显著。总之，罗天益对食伤脾胃的认识及临床诊治方面，在李东垣《脾胃论》的基础上有所发挥和创新。

（2）饮伤脾胃

对饮伤脾胃的认识，是罗天益在继承李东垣脾胃内伤理论基础上，对脾胃内伤病分门别类进行辨证的结果，也是罗天益独有的观点。纵观元代游牧民族，主要饮用动物乳类食物。而罗天益身为太医，所见患者多为豪门贵族，豪饮湩乳、大量饮酒及膏粱厚味之汁损伤脾胃的证候十分常见。罗天益在《卫生宝鉴·卷四·饮伤脾胃论》中指出：“《神农本草经》云：酒味苦甘辛，火热有毒，主百邪毒，行百药，通血脉，厚肠胃，润皮肤，久饮伤神损寿。若耽嗜过度，其酷烈之性，挠扰于外；沉注之体，淹滞于中。百脉沸腾，七神迷乱，过伤之毒一发，耗真之病百生。”据此论述“饮伤脾胃”的观点，指出饮伤脾胃，系因饮酒或饮水、乳酪过度所致，其中尤以饮酒为甚。

关于酒食所伤，罗天益指出若有积气在胸中，饮酒过多必伤及脾胃，如：“酒入于胃，则络脉满而经脉虚。脾主为胃行其津液者也，阴气者静则神藏，躁则消亡。饮食自倍，肠胃乃伤。盖阴气虚则阳气入，阳气入则胃不和，胃不和则精气竭，精气竭则不营于四肢也。若醉饱入房，气聚脾中不得散，酒气与谷气相搏，热盛于中。故热遍于身，内热而溺赤，名曰热厥。凡治消瘅、仆击、偏枯、痿厥、气满、发逆，皆肥贵人膏粱之疾也。”（《卫生宝鉴·卷四·饮伤脾胃论》）因古人酿酒，只用麦麸之曲酿造，尚且认为已经辛热有毒。而元朝时期，居处之地气候高寒，酿酒工艺中常加马兰、芫花、乌头、巴豆等药以增气味，由此更增酒之辛热燥热之性，更加伤冲和、损精神、涸荣卫、竭天癸、夭人寿。罗天益认为，当时患中风、虚劳、消渴、疮疡、癖积、蛊蛲、脏毒、下血诸病之有所增加，皆是那些常常饮酒并以此为乐的人，均由于饮伤脾胃所导致。故主张饮酒宜少量且应有节制。

对于饮伤脾胃证的治疗，罗天益认为，酒者大热有毒，且气味俱阳，乃无形之物，若饮伤脾胃，应当以发散为主，汗出则愈，此为最妙之法。其次，可利小便。发汗与利小便，可上下分消其湿，以免进而引发酒病。发汗、利小便，是对于水湿之邪流注体内的治疗原则。酒食之邪损伤脾胃并可引动内湿，故而发汗、利小便以上下分消其湿，是其首要的治疗方法。对于当时社会流行的下法，罗天益则另有高见。他说："今之酒病者，乃服酒癥丸大热之剂下之，又有用牵牛、大黄下之者。是无形元气受病，反下有形阴血，乖误甚矣。"（《卫生宝鉴·卷四·饮伤脾胃方》）服用大辛大热、气味俱阳之酒食，在临床表现上可以见到一系列类似热病的征象，或者燥热内盛的证候。而此种病证特点，恰符合当时临证治疗时"下法"流行的一种趋势。殊不知，这种治法之下的弊端也是显而易见的，折人长命之例时有发生。究其原因，罗天益认为："酒性大热，已伤元气，而重复泻之，又损肾水真阴及有形阴血，俱为不足。如此则阴血愈虚，真水愈弱，阳毒之热大旺，反增其阴火，是谓元气消亡，七神何依？折人长命，则虚损之病成矣。"（《卫生宝鉴·卷四·饮伤脾胃方》）罗天益还指出："《金匮要略》云：酒疸下之，久久为黑疸，慎不可犯此虚虚实实之戒。"（《卫生宝鉴·卷四·饮伤脾胃方》）指出饮伤脾胃者，既不可用大热之剂攻下，亦不可用牵牛、大黄之苦寒峻下，而使无形之气受病并有损阴血，治饮当上下分消，但仍须顾护胃气。

2.劳倦内伤当辨寒热

李东垣《脾胃论》，有"始病热中，若末始为寒中"之论。罗天益承袭李东垣之论而加以发挥，把劳倦所伤病证分为虚中有寒、虚中有热两类证候进行论治。脾胃属土，处于中州，在五脏曰孤脏。脾胃为气机升降之枢纽，脾胃为后天之本，气血生化之源。过劳则耗伤脾气，造成脾气亏虚之证。劳倦内伤兼夹寒热属性不同，则可见虚中有寒或虚中有热之证。劳倦耗伤元气，是脾胃内伤的又一个重要因素。其有中阳虚损，寒从内生之"虚中有寒"，以及元气下流，阴火上冲之"虚中有热"的不同转归。

对于劳倦内伤虚中有寒，罗天益总以温补脾胃为要务，同时，根据兼夹证候的多少和不同，施以不同的证治，或长于理气，或长于温中，或长于消食，或长于化痰，或长于温补气血，如此种种，不一而足。

同时，罗天益指出脾胃虚弱者，大抵均是寒证多见，但亦有虚中有热之证。其论述内伤邪中时，不单论述了虚中有寒，同时也分析了虚中有热的病证要点。即虚劳为病，脉浮大无根，面色无华，喘促心悸，或寒热往来，或气短气促，或小腹拘急，或里急后重，或头目昏眩，或少腹胀满等证，或遗精下泄，或精冷无子，或脉虚细芤迟等证，均是脾胃虚弱伴有虚热内生。或是虚阳上浮，或是相火偏盛，或是虚火内生，或者虚中夹实之证，亦可导致诸症丛生。并指出："《金匮要略》云：夫男子平人脉大者为劳，极虚亦为劳。男子色薄者，主渴及亡血，卒喘悸，脉浮者，里虚也；男子脉虚，沉弦无力，寒热气促，里急，小便不利，面色白，时目眩兼衄，少腹满，此为劳使之然。劳之为病，其脉浮大，手足烦，春夏剧，秋冬瘥；阴寒精自出，酸削不能行，男子脉微弱而涩，为无子，精气清冷，夫失精家，少腹弦急，阴头寒，目眩，发落，脉极虚芤迟，为清谷亡血失精也。"（《卫生宝鉴·卷五·劳倦所伤虚中有热》）对于虚中有热治疗，罗天益认为泻热补气，非甘寒不可，佐以甘温，养其中气，不可以苦寒泻其土，使脾土愈虚。如其用人参黄芪散治虚劳客热，用黄芪建中汤治疗诸虚不足，用秦艽鳖甲散治骨蒸劳热，用桂枝加龙骨牡蛎汤治疗失精，表明对虚劳有热之证是据证而辨，灵活用方。

另外，值得指出的是，罗天益遣用甘寒温补之剂，已不局限于李东垣的益气升阳诸方，而扩大使用了不少历代医家名方，如建中汤、理中汤、四君子汤、枳术丸等。并在此基础上进行化裁，创制新方。如其治疗的病例中，有因外感寒湿之邪，肝气抑郁于内，外感内伤导致营卫不和而高热时作，加之误用汗下之法，使津气大伤的狂乱抽搐证，其所拟人参益气汤方，就是在补中益气汤中加生甘草、白芍、黄柏三味药而组成。在补中益气汤中加入白芍和肝柔筋，生甘草、黄柏泻热宁神，则更贴切。又如，其治气虚头痛、汗后头更痛、不能安卧、恶风寒而不喜饮食、气短而促、自语而懒者，所拟顺气和中汤方，也是在补中益气汤方中，加入白芍、川芎、蔓荆子、细辛而组成。用白芍敛阴，以川芎、蔓荆、细辛止痛，也十分恰当。

由于李东垣的脾胃内伤学说，对于病机变化的阐述，主要有气火失调和升降失常两点，所以在论述脾胃为劳倦所伤的病机时，李东垣着重阐述内伤热中证。指出"饮食损胃，劳倦伤脾，脾胃虚则火邪乘之而生大热"。而罗天益则结合临证治验，在《卫生宝鉴》中分别列出"劳倦所伤虚中有寒"和"劳倦所伤虚中有热"，从而强调了脾胃为劳倦所伤有虚寒与虚热之辨，比之李东垣所论更加有条理而全面。其中，也汲取了张元素的气味厚薄理论，并结合自己临证实践所得，而将气味厚薄、四气五味等，结合用于临证药物功效的探讨。

3. 强调脾胃，重视整体

罗天益重视的脾胃学术思想，几乎完全继承了李东垣的学说并有所发挥。如他对脾胃生理功能的阐述，归结为"脾胃，人之所以为本者"，对脾胃在五脏中的地位、作用及与营卫津液的关系，认识是十分深刻的。

在重视脾胃的同时，还非常重视其他脏腑对脾胃的影响。他认为各脏腑之虚实偏颇，都能直接或间接地影响脾胃而发生病变。影响的情况和程度不同，所发生的病变也不同。如在《卫生宝鉴·卷十六·泄痢门》中指出，飧泄或痢疾都是肝胆影响脾胃而发生的病证。影响轻者，则为飧泄而谷不能化；影响重者，则为下痢脓血黏稠而里急后重。指出由饮食劳倦伤脾导致的心胃痛，是由于脾胃气弱不能滋养心肺，上焦元气不足，因遇冬冷，肾与膀胱寒水之气，乘机而克心乘脾，所以"胃脘当心而痛"。这说明他对某些疾病的认识，不是孤立地单从受病脏腑本身去观察，而是进一步从与其有联系的其他脏腑加以分析，体现了辨证的整体观念。

（四）针药并用，擅用灸法

罗天益继承李东垣医学思想，遵循《内经》《伤寒杂病论》的理论，结合自己的临证经验，在《卫生宝鉴》中记载了非常丰富的针灸知识，反映出针药并用，擅用灸法的针灸学术思想。善用灸法补中益气，针法泄其虚实，针药并用，相辅相成。

1. 善用针灸补泻

罗天益在《卫生宝鉴·卷二十·针法门》中多处提到如何运用针灸补泻，如"望闻问切，惟明得病之源；补泻迎随，揭示用针之要"。提出治病之要，关键在于望闻问切，探求虚实。而用针之要点，在于补泻迎随，还在于"巧运神机之妙，工开圣理之深，外取砭针，能蠲邪而扶正，中含水火，善回阳而倒阴""原夫络别支殊，经交错综，或沟池溪谷之歧异，或山海邱陵而隙共，斯流派以难揆，在条纲而有统，理繁而昧，纵补泻以何功，法捷而明，自迎随而得用"。

罗天益极力推行针灸补泻治法。何为补泻？即通过迎随和呼吸补泻的手法，实现针灸补泻治疗。具体而言，进针时针尖随着经脉循行去的方向刺入为补；出针时针尖迎着经脉循行来的方向刺入为泻；病人呼气时进针，吸气时出针为补；病人吸气时进针，呼气时出针为泻。罗天益曰："吸则转针，以得气为故，候呼引针，呼尽乃去，大气皆出，故命曰泻。"又曰："必先扪而循之，切而散之，推而按之，弹而弩（弩）之，爪而下之，通而取之。外引其门，以闭其神，呼尽内针，静以久留，以气至为故，如待所贵，不知日暮。其气以至，过而自缓（护），候吸引针，气不得出，各在其处，推阖其门，令神气存，大气留止，故命曰补。"（《卫生宝鉴·卷二十·针法门·针有补泻法》）

　　关于针灸补泻的具体方法，罗天益提出：有手法补泻，有四季补泻，有寒热补泻，灸法补泻。关于手法补泻，其曰："泻法：先以左手揣按得穴，以右手置针于穴上，令病人咳嗽一声，捻针入腠理，得穴。令病人吸气一口，针至六分，觉针沉涩，复退至三四分，再觉沉涩，更退针一豆许，仰手转针头向病所，以手循经络，循扪至病所。气至病已，合手回针，引气过针三寸，随呼徐徐出针，勿闭其穴，命之曰泻。""补法：先以左手揣按得穴，以右手按之，置针于穴上。令病人咳嗽一声，捻针入腠理，得穴。令病人呼气一口将尽，内针至八分，觉针沉紧，复退一分许，如更觉沉紧，仰手转针头向病所。依前循扪至病所，气至病已，随吸而疾出针，速闭其穴，命之曰补。"（《卫生宝鉴·卷二十·针法门·针有补泻法》）关于四季补泻法，则为"春夏刺者，皆先深而后浅，秋冬刺者，皆先浅而后深，凡补泻皆然"。

　　关于寒热补泻法，则为"凡补泻之法，皆如前也。若病人患热者，觉针气至病所，即退针三二分，令病人口中吸气，鼻中出气，依本经生成数足，觉针下阴气隆至，依前法出针；若病人患寒者，觉针气至病所即进针至二三分，令病人鼻中吸气，口中出气，依本经生成数足，觉针下阳气隆至，依前法出针。"（《卫生宝鉴·卷二十·针法门·寒热补泻法》）

至于灸法补泻的方法，罗天益指出："气盛则泻之，气虚则补之。以火补者，毋吹其火，须待自灭也。以火泻者，疾吹其火，催其艾火灭也。"（《卫生宝鉴·卷二十·针法门·灸法补泻》）用多种不同方法达到针灸补泻的目的，以配合药物的疗效。

罗天益对于阳热病证，常在红肿热痛处用燔针、三棱针、砭刺等进行针刺以放血排脓，开泄邪气。关于针灸补泻的实例，如"中书黏合公，年四旬有余，躯干魁梧。丙辰春，从征至扬州北之东武隅，脚气忽作，肢体微肿，其痛手不能近，足胫尤甚，履不任穿。跌以骑马，控两镫而以竹器盛之，以困急来告……《内经》云：血实者宜决之。以三棱针数刺其肿上，血突出高二尺余，渐渐如线流于地，约半升许，其色紫黑，顷时肿消痛减。"（《卫生宝鉴·卷二十二·北方脚气之验》）罗天益在《卫生宝鉴·卷二十二·风痰治验》载："参政杨公七旬有二，宿有风疾，于至元戊辰春，忽病头旋眼黑，目不见物，主神烦乱，兀兀欲吐，复不吐，心中如懊侬之状，头偏痛，微肿而赤色，腮颊亦赤色，足胫冷，命予治之。予料之，此少壮之时，喜饮酒，久积湿热于内，风痰内作，上热下寒……参政今年高气弱，上焦虽盛，岂敢用寒凉之剂，损其脾胃。《经》云：热者疾之。又云：高巅之上，射而取之。予以三棱针约二十余处刺之，其血紫黑，如露珠之状，少顷，头目便觉清利，诸证悉减。"且罗天益善用灸法补中益气，补李东垣针法之不足。常以艾灸中脘、气海、足三里三穴为主方，并随症加减。其主张先灸中脘，因中脘为胃之募穴，能引清气上行，肥腠理。次灸气海，以生发元气，滋荣百脉，长养肌肉。再灸足三里，足三里为胃经之合穴，可助胃气，撤上热，下交阴分。合用此三穴，共奏补益脾胃、升提中气、调和阴阳之功。

2.倡导大接经针法治疗中风

"大接经针法"是专治中风偏枯的一种特殊配穴法，《卫生宝鉴·卷七·中风门》首载"大接经针法"。有"从阳引阴""从阴引阳"二法，按照经络输注顺序，依次取十二经井穴进行配穴，使其经气通畅，络脉通行。

"从阳引阴"法，从足太阳井穴至阴开始，依次取足少阴涌泉、手厥阴中冲、手少阳关冲、足少阳窍阴、足厥阴大敦、手太阴少商、手阳明商阳、足阳明厉兑、足太阴隐白、手少阴少冲、手太阳少泽，刺完十二经。

"从阴引阳"法，从手太阴井穴少商开始，依次取手阳明商阳、足阳明厉兑、足太阴隐白、手少阴少冲、手太阳少泽、足太阳至阴、足少阴涌泉、手厥阴中冲、手少阳关冲、足少阳窍阴、足厥阴大敦，刺完十二经。用于治疗中风偏枯等证，效果显著。

罗天益曾运用"大接经针法"治疗中风偏枯，如验案记载："曹通甫外郎妻萧氏，六旬有余……春月忽患风疾，半身不遂，语言謇涩，精神昏愦，口眼歪斜……予刺十二经井穴，接其经络不通，又灸肩井、曲池。予曰：不须服药，病将自愈。明年春，张子敬郎中家见行步如故。"（《卫生宝鉴·卷二·用药无据反为气贼》）

3. 倡导针药并用

罗天益倡导"大接经针法"治疗中风病偏枯不遂，同时也重视对内伤疾病的综合治疗，取长补短，针药协同，以求良效。《卫生宝鉴》中的医案，多体现其针药并用的治疗思路。

（1）针药兼用，泻实补虚

针灸长于泻实，中药长于补虚。罗天益医案中，常常用中药补其本虚，运用针灸，尤其是刺络放血法，泻其实邪。针善调其外，药善调其内，病在腠理经络，多用针灸；病在脏腑，常用汤药调养。孙思邈曰："汤药攻其内，针灸攻其外。"针药并用，适用的病证及治疗方法也各有不同。罗天益并非对所有病证都针药并用，而是根据不同的病证，当针则针，当药则药。罗天益经常在虚实夹杂的病证中，运用针灸加中药的协同治疗方法。医案中有许多较为复杂的病例，或是正虚，或是邪实为主，罗天益常常针药并用，顿起沉疴。具体案例如下：

案例 1

安抚初病时，右肩臂痛无主持，不能举动，多汗出，肌肉瘦，不能正卧，卧则痛甚……此先刺十二经之井穴。于四月十二日右肩臂肩井穴内，先针后灸二七壮。及至疮发，于枯瘦处渐添肌肉，汗出少，肩臂微有力；至五月初八日，再灸肩井。次于尺泽穴各灸二十八壮，引气下行，与正气相接。次日臂膊又添气力，自能摇动矣。时值仲夏，暑热渐盛，以清肺饮子补肺气，养脾胃，定心气。（《卫生宝鉴·卷八·风中腑兼中脏治验》）

按语：该患者右肩臂痛，必有经络气血痹阻不通，而又有肌肉瘦、汗出，当有脏腑之气虚损，故此证属虚实夹杂。正虚与邪实同存，正虚不甚可先泻实邪。先刺井穴以通经开闭，后灸肩井、尺泽，则可温阳通络。此患者脾肺之气虚弱，单用针灸则脏腑之虚难补，臂痛恐难痊愈，劳则易复，故用清肺饮子补其正虚以固其本。脾气虚则臂难举，肺气虚则易汗出，用此方可以补养脾肺之气，此非药不可，针之不及也。此例提示，在临床上，常常有许多患者病情虚实错杂，如只用一方一法治疗，往往难以周全，疗效不佳。可以考虑采用多种方法，各取所长，或补虚，或泻实。尤其对于寒热错杂类疾病，常常针药并用，疗效颇佳。

案例 2

中书右丞姚公茂，六旬有七，宿有时毒。至元戊辰春，因酒病发，头面赤肿而痛，耳前后肿尤甚，胸中烦闷，咽嗌不利，身半以下皆寒，足胫尤甚。由是以床相接作炕，身半以上卧于床，身半以下卧于炕，饮食减少，精神困倦而体弱，命予治之。诊得脉浮数，按之弦细，上热下寒明矣……遂于肿上约五十余刺，其血紫黑如露珠之状，顷时肿痛消散。又于气海中小艾炷灸百壮，乃助下焦阳虚，退其阴寒。次于三里二穴，各灸三七壮治足胫冷，亦引导热气下行故也。遂处一方，名曰既济解毒汤……投剂之后，肿消痛减，大便利，再服减大黄。慎言语，节饮食，不旬日良愈。(《卫生宝鉴·卷二十三·上热下寒治验》)

按语：该患者属上焦毒热壅盛。但脉按之弦细，示其下焦肾阳虚衰。此属上热下寒，寒热错杂证。补肾气则其上焦毒热更甚，若清热解毒又伤其阳气，会导致阳衰至极而暴脱。罗天益针药并举。急则治其标，先于头面肿处刺络放血，以泻热消肿止痛。消肿后病势方缓，补其下焦虚寒。此时上焦毒热仍存，所以未用桂附之类补剂，而是选用灸法，温补其下焦阳气，如此则不会助上焦之火。足三里为足阳明胃经之合穴，可以补益脾胃，还可引热下行。气海为元气之海，灸之可以固本培源。二穴同用，下焦阳气得以生发。然后用清热解毒之剂复清其上焦余热。

案例 3

至元乙亥，廉台王千户年四十有五，领兵镇涟水。此地卑湿，因劳役过度，饮食失节，至深秋，疟疾并作，月余不愈，饮食全减，形容羸瘦……诊得脉弦细而微如蛛丝，身体沉重，手足寒逆，时复麻痹，皮肤痂疥，如疬风之状，无力以动，心腹痞满，呕逆不止，此皆寒湿为病。久淹，真气衰弱，形气不足，病气亦不足，阴阳皆不足也……先以理中汤加附子，温养脾胃，散寒湿，涩可去脱，养脏汤加附子，固肠胃，止泻痢，仍灸诸穴以并除之。《经》云：腑会太仓，即中脘也。先灸五七壮，以温脾胃之气，进美饮食；次灸气海百壮，生发元气，滋荣百脉，充实肌肉；复灸足三里……后灸阳辅二七壮……迨月余，病气去，渐平复。(《卫生宝鉴·卷十六·阴阳皆虚灸之所宜》)

按语：疾病有在肌表、腠理、经络、脏腑之不同，或是相兼为病，或是经腑同病，仍需针药同用，则能奏效。此患者脉细微、心腹痞满、泻痢，表明其久病及脏，脾肾阳气虚衰。而其久居湿地，身体沉重，手足寒逆，时复麻痹，又示其湿邪困表，经亦受邪，故此证属经腑表里同病。因里证为急，故先用汤药救其里。故用药先补脾胃，然后才可固脱。因为阳气得复，固涩才能止其痢。而后才灸诸穴以散其在经之寒湿。由此可见，针灸与中药可针对不同的病位而发挥作用，真正理解了针药并用的治疗原则和精髓，才能把二者融为一体，融会贯通。

（2）针药并用，治分缓急

针灸与中药在治疗疾病的过程中，在运用上存在先后顺序的不同及主次关系的侧重，各医家对此看法不尽相同。重药的医家常以药为主为先，针灸家则常以针灸为主。而罗天益则能兼收并蓄，客观而实际地结合使用。他认为针药应并用，其运用的先后主次，则取决于疾病的标本缓急。罗天益治疗征南元帅下利日夜五十余行，喉肿痰黏吐之不出、言语艰难之医案。罗天益砭刺其喉出血，而后才用温药温养脾胃，正是遵循急则治标，缓则治本的治疗原则。

应根据不同的病证，采用不同的治疗方法。不管是以针为主，还是以药为先，或是针药并用，究其主旨，辨证论治是基础。罗天益的这些医案，为后世临床提供了有益的借鉴。临床上首先应对疾病进行辨证，辨清表里寒热虚实，在经在络，在脏在腑，才能根据不同的病机与证候，选取综合治疗的方法。无论是用针补泻，还是用药辨治，总体而言，调和机体的阴阳平衡是其宗旨，阴平阳秘，精神乃治。

案例

两浙江淮漕运使崔君长男云卿病疟久不除……反添吐泻，脾胃复伤，中气愈虚，腹痛肠鸣。时复胃脘当心痛……诊得脉弦细而微，手足稍冷……呕吐酸水……非甘辛大热之剂，则不能愈，遂此方。扶阳助胃汤，干姜（炮）一钱半，拣参、草豆蔻仁、甘草（炙）、官桂、白芍药各一钱，陈皮、白术、吴茱萸各五分，黑附子（炮去皮）二钱，益智仁五分，一方一钱。上㕮咀，都作一服，水三盏，生姜三片，枣子两个。煎至一盏，去渣，温服，食前，三服大势皆去，痛减过半。至秋先灸中脘三七壮，以助胃气，次灸气海百余壮，生发元气，滋荣百脉，以还少丹服之，则喜饮食，添肌肉，润皮肤。明年春，灸三里二七壮，乃胃之合穴也，亦助胃气，又引气下行，春以芳香助脾，复以育气汤加白檀香平治之，戒以惩忿窒欲，慎言语，节饮食，一年而平复。(《卫生宝鉴·卷十三·胃脘当心而痛治验》)

按语：此医案患者，证属脾胃受损，升降失常，中阳不足。服扶阳益胃汤后，病去其半。此时脾胃仍稍虚，而如继用前方则补阳太过，疟病恐复，就改用平补脾胃之灸法，加健脾益气之药即可，此后再用芳香助脾之药调养之。治疗的过程中，罗天益始终考虑到机体阴阳的盛衰，而选用相应的治疗手段。

（3）重视综合治疗

罗天益临床重视疾病的综合治疗，善用药物、针法、灸法、温熨等疗法，互相配合，互为协同，共同发挥其疗效。验案记载：

"真定一秀人，年三十余，肌体本弱，左胁下有积气，不敢食冷物，觉寒则痛，或呕吐清水，眩晕欲倒，门不敢开，恶人烦冗，静卧一二日，及服辛热之剂，则病退，延至初秋，因劳役及食冷物，其病大作，腹痛不止，冷汗自出，四肢厥冷，口鼻气亦冷，面色青黄不泽，全不得卧，扶几而坐，又兼咳嗽，咽膈不利……与药则吐，不得入口，无如奈何。遂以熟艾半斤，白纸一张，铺于腹上，纸上摊艾令匀，又以顶葱数枝，批作两片，置艾上，数重，再以白纸覆之，以慢火熨斗熨之，冷则易之。觉腹中热，腹皮暖不禁，以棉三袓多缝带系之，待冷方解。初熨时，得暖则痛减，大暖则痛止，至夜得睡。翌日，再与对症药服之，良愈。"(《卫生宝鉴·卷十六·葱熨法治验》)

按语： 如此取长补短，协同作用，以达速效。罗天益重视整体辨治的同时，仍注意分析病情与辨析体质相结合，根据病机的变化，适时调整治法或药物。

罗天益

临证经验

一、内科病证诊治

罗天益全面继承并发扬李东垣的脾胃学术思想，在发展李东垣脾胃内伤理论的同时，分门别类地论述食伤脾胃及饮伤脾胃理论，并在自己的临床实践中广泛应用；对于劳倦内伤，提出虚中有热和虚中有寒的不同证候并分别辨证论治，同时对于发热、中风咳喘、泻痢、黄疸等病也有自己独特的认识。

（一）食伤脾胃

罗天益在《卫生宝鉴·卷四·食伤脾胃论》指出："今饮食反过其节，以至肠胃不能胜，气不及化，故伤焉。"强调饮食不节会引起食伤脾胃，临证可根据饮食所伤的程度、涉及的部位辨证用药。

1. 食伤轻症，方选枳术丸，随症加减

食伤脾胃轻者，用枳术丸（由白术、枳实两味药组成）为主，该方治疗因饮食所伤形成的痞证，可以消食强胃，采用丸药久服，并强调"用白术者，本意不取其食速化，但久服令胃气强实，不复伤也。"（《卫生宝鉴·卷四·食伤脾胃论》）并根据正虚（如元气虚）与邪实（如寒凝、气滞）的不同加减变化，若元气虚弱，饮食不消，心下痞闷者，则用橘皮枳术丸（白术、枳实、橘皮），令胃气益厚；若遇冷食伤胃，则用半夏枳术丸（白术、半夏、枳实）温中消痞；若气滞较甚，则用木香枳术丸（白术、木香、枳实）破滞气，消饮食。

2. 食伤重症，因势利导，涌吐或泄下

若属食伤重证危候，宜瓜蒂散（瓜蒂、赤小豆）涌吐痰涎宿食。若大病初愈，出现伤食劳复，用枳实栀子大黄汤（枳实、栀子、豆豉、大黄）治之。若感受天行时病，又逢内伤冷物饮食，导致心下痞闷，则用金露丸

（桔梗、大黄、枳实、牵牛）泄食导滞，如能常服十丸至二十丸甚妙。

3. 食伤兼证，审因论治，行气泄下导滞

若因忧气食冷湿面，心下痞满，不思饮食，食之不散，常常痞满，则用木香化滞汤（半夏、草豆蔻、炙甘草、柴胡、木香、橘皮、枳实、当归身、红花），消痞化结，理气消食；若因饮食所伤，心胃卒痛，用丁香烂饭丸（甘松、缩砂仁、丁香皮、甘草、京三棱、香附子、木香、益智仁、丁香、广术）理气破滞，消积止痛；若食伤后导致心腹痞满刺痛，以消滞丸（黑牵牛、五灵脂、香附）消滞止痛；若因酒食所伤，心腹满闷不快，则用煮黄丸（雄黄、巴豆）以泻下导滞；食伤后心腹痞满，胁肋胀闷，则用木香槟榔丸（木香、槟榔、青皮、陈皮、枳壳、广术、黄连、黄柏、香附、大黄、黑牵牛）行气消胀；若因热食所伤，导致痞闷、欲吐、烦乱不安，则用二黄丸（黄芩、黄连、枳实、升麻、柴胡、甘草）清热除烦导滞；若遇寒心腹满闷疼痛，及消散积聚，宜服消积集香丸（木香、陈皮、青皮、三棱、广术、黑牵牛、白牵牛、茴香、巴豆），以消痞散结，理气化滞。若胸膈痞满，饮食不化，四肢困倦，呕逆恶心，用枳壳丸（三棱、广术、黑牵牛、白茯苓、白术、青皮、陈皮、木香、枳壳、半夏、槟榔）升降滞气，化宿食，祛痰逐饮。若心腹暴痛之证，则用开结妙功丸（三棱、神曲、川乌、大黄、麦芽、茴香、半夏、巴豆、干姜、拣桂、牵牛）通气血，消食化积。心下坚满，两胁胀痛，心腹大痛，霍乱吐泻，胸膈痞满，新久积冷，则用感应丸（南木香、肉豆蔻、丁香、干姜、巴豆油、杏仁）温中行气导滞；心腹百病卒痛如锥刺，用备急丹（大黄末、干姜末、巴豆）温中泻下。

（二）饮伤脾胃

对于饮伤脾胃的辨治，罗天益认为以过度饮酒损伤脾胃为主，故首推葛花解醒汤（白豆蔻、缩砂、葛花、干生姜、神曲、泽泻、白术、人参、

白茯苓、猪苓、橘皮、木香、莲花青皮）上下分消。若饮酒过多，吐逆恶心，不欲饮食，则治以法制生姜散（生姜、毕澄茄、缩砂仁、白豆蔻、白茯苓、木香、丁香、官桂、青皮、陈皮、半夏、白术、甘草、葛根），温酒调下，不拘时。

饮伤脾胃，若短气噎闷，咳呕痰水，则用藿香散（厚朴、半夏、藿香、陈皮、甘草、生姜、枣子）温脾胃，化痰饮。若水湿停滞，五苓散（泽泻、白术、赤茯苓、猪苓、官桂）以去水，利小便。若脾胃虚冷，脾泄泻痢，用大七香丸（香附子、麦蘖、丁香、缩砂仁、藿香、甘松、乌药、官桂、甘草、陈皮）温胃散寒，温化寒饮。若饮停三焦，则用木香槟榔丸（木香、槟榔、杏仁、枳壳、青皮、半夏曲、皂角、郁李仁）以疏导三焦。若风痰气涩，膈脘痞满，声重鼻塞，神困多睡，则用导饮丸（三棱、蓬术、白术、白茯苓、青皮、陈皮、木香、槟榔、枳实、半夏，生姜汤送下）化饮消积。若消痰逐饮，用蠲饮枳实丸（枳实、半夏、陈皮、黑牵牛头末）治之。若冷水伤及脾胃，腹痛肠鸣，米谷不化，则用神应丸（巴豆、杏仁、干姜、百草霜、丁香、木香）温中泻下导滞。

罗天益还举出实例，以阐明饮食伤脾胃的理论及临床诊治法则。

案例

癸丑岁，予随王府承应至瓜忽都地面住冬，有博兔赤马刺，约年三旬有余，因猎得兔，以火炙食之，各人皆食一枚，惟马刺独食一枚半。抵暮至营，极困倦渴，饮湩乳斗余。是夜腹胀如鼓，疼痛闷乱，卧而欲起，起而复卧，欲吐不吐，欲泻不泻，手足无所措，举家惊慌。请予治之，具说饮食之由。诊其脉，气口大一倍于人迎，乃应食伤太阴经之候也，右手关脉实且有力，盖烧肉干燥，因而多食则致渴饮。干肉得湩乳之湿，是以滂满于肠胃。肠胃乃伤，非峻急之剂则不能去。遂以备急丸五粒，觉腹中转失气，欲利不利。复投备急丸五粒，又与无忧散五钱，须臾大吐，又利十余行，皆物与清水相合而下，约二斗余。腹中空快，渐渐气调。至平旦，以薄粥饮少少与之。三日后，再以参术之药调其中气，七日而愈。(《卫生宝鉴·卷四·饮食自倍肠胃乃伤治验》)

按语：此例医案为罗天益亲历，发生在冬寒季节，多食炙烤之肉，豪饮湩乳，饮食自倍，肠胃乃伤。因饮伤脾胃，气机逆乱，阻滞中焦。罗天益切中病机，果断用药，用备急丸下之。有人质疑，罗天益在饮伤脾胃中，慎用峻急之药，今反用之何也？罗天益对曰："理有当然，不得不然……今饮食过节，肠胃俱实。胃气不能腐熟，脾气不能运化，三焦之气不能升降，故成伤也……今因饮食太过，使阴气躁乱，神不能藏，死在旦夕矣……峻急之剂，何不可用之，或者然之。"(《卫生宝鉴·卷四·饮食自倍肠胃乃伤治验》)真是让人有豁然开朗之感。

（三）劳倦内伤

1. 劳倦内伤虚中有寒

（1）虚中有寒主证，以理中丸、建中汤类方甘温和中

罗天益认为脾胃内伤，虚中有寒的主要表现为：心腹疼痛，嗜卧懒言，肢体倦怠，心腹胀满，肌肉消瘦，全不思食，泄泻吐利等。理中丸、建中汤为此治疗之典型代表方剂。理中丸方中人参味甘温，缓中益脾，以甘为主，是以人参为君。白术味甘温，甘胜湿，温中胜湿，是以白术为臣。甘草味甘平，甘先入脾，脾不足者以甘补之，补中助脾，是以甘草为佐。干姜味辛热，喜温而恶寒者，以辛热，散寒温胃，必先辛剂，是以干姜为使。脾胃居中，病则邪气上下左右，无所不至，故在具体治疗中，可以根据证候的变化进行加减化裁：若脐下筑者，肾气动也，去白术加桂，气壅而不泻，则筑然动也，白术味甘补气，去白术则气易散，桂辛热，肾气动者欲作奔豚也，必服辛热以散之，故加桂以散肾气。若呕吐多者，去白术加生姜，气上逆者则吐多，白术味甘而壅滞，非气逆者之所宜，呕家多服生姜，

此是呕家圣药。生姜辛散，于是吐多者加之。若下利较多者还用白术，气泄而不收则下多，白术甘温壅补，使正气收而不下泄也，况湿胜则濡泄，白术长于除湿，于是下多者加之。心动悸者加茯苓，痰饮停聚则悸动，茯苓味甘渗泄，使水湿之邪从小便而去。若渴欲饮水者，倍加白术。津液不足则渴，白术甘以补津液，故加量使用。若腹中冷痛者加人参，虚则痛，不荣则痛，补可以去弱，即人参、羊肉之属是也。若寒盛者，加干姜，以辛热能散寒也。腹满者去白术、加附子，白术甘而壅补，于腹中满者则去之，附子味辛热，气壅郁，腹为之满，以热胜寒，以辛散满，故加附子以辛散寒邪。

体现虚中有寒证治的另一典型方剂为建中汤。该方以胶饴为君，而甘草为臣。桂枝辛热，辛散也，润也，荣卫不足，润而散之。芍药味酸微寒，津液不逮，收而行之，是以桂枝、芍药为佐。生姜味辛温，大枣味甘温，以姜枣为使也。或谓桂枝汤解表，而芍药量小，建中汤温里而芍药量多，芍药佐胶饴，以健脾，补中助脾，必以甘剂，散寒温胃必以辛剂，甘辛结合则脾胃健而营卫通。

（2）虚中有寒兼证，温中益气为主，结合兼加病位、病邪用药

若脾虚气弱，不喜饮食，宽中进食丸（猪苓、半夏、草豆蔻仁、神曲、枳实、橘红、白术、泽泻、白茯苓、缩砂、甘草、大麦蘗、人参、青皮、干生姜、木香）以滋养脾胃，助其饮食。若脾虚胃弱，泻痢不止，虚中隐痛，则用补中丸（厚朴、甘草、白茯苓、陈皮、干姜）以调补脾胃，缓急止痛。若脾胃不和，加减平胃散（苍术、厚朴、陈皮、甘草、人参、茯苓、姜片、枣子）以调和脾胃。如脾胃虚弱而五噎五膈，用嘉禾散（枇杷叶、薏苡仁、白茯苓、人参、缩砂、大腹子、随风子、杜仲、石斛、藿香叶、木香、沉香、丁香、陈皮、谷蘗、槟榔、五味子、白豆蔻、青皮、桑白皮、白术、神曲、半夏曲、甘草、姜片、大枣）以健脾益胃，调治噎膈。若脾

胃虚寒，时作疼痛，脾阳衰弱，又加寒客，发为胀满疼痛等，用厚朴温中汤（厚朴、橘皮、干姜、甘草、草豆蔻、茯苓、木香）温中和胃，痛自止矣。若脾胃虚弱，气血不足，则用双和汤（白芍药、当归、黄芪、熟地黄、川芎、甘草、官桂）补虚劳，养气血。若脾胃虚弱，食少而渴不止，心下痞，腹中或痛，小便不利，大便不调，用缓中丸（生姜、白茯苓、陈皮）专治大渴不止，腹中急痛。若脾胃虚衰，腰膝疼痛，霍乱吐利，用十华散（附子、桂心、人参、白术、黄芪、干姜、青皮、羌活、甘草、五加皮、吴茱萸）来温脾胃，通经络，散风寒，止痹痛。若脾胃虚冷，心腹疼痛，不思饮食，四肢倦怠，泄泻吐利，用沉香温脾汤（沉香、木香、丁香、附子、官桂、人参、缩砂、川姜、白豆蔻、甘草、白术）温中健脾。若脾虚生痰，酒后干呕，则用小沉香丸（炙甘草、益智仁、丁香皮、甘松、广术、缩砂、沉香、香附子）和中顺气，化食消痰；若脾胃不和，心腹胀满，痰嗽喘息，干呕泛酸，用木香分气丸（木香、槟榔、青皮、陈皮、姜黄、干生姜、当归、白术、玄胡索、广术、三棱、赤茯苓、肉豆蔻）来调和脾胃，梳理气机。若寒邪伤胃，用安胃丸（白术、干姜、大麦糵、陈皮、青皮、白茯苓、缩砂、木香）温中补气，和胃进食。

一切劳伤诸虚百损，用沉香鳖甲散（干蝎、沉香、人参、木香、巴戟、牛膝、黄芪、柴胡、白茯苓、荆芥、半夏、当归、秦艽、附子、官桂、鳖甲、羌活、熟地黄、肉豆蔻为散）温中健脾，益气养血以调治。若内伤自利，脐腹自痛，不思饮食，食即呕吐，足胫自冷，头目昏晕等证，则用参术调中汤（人参、黄芪、当归身、厚朴、益智仁、草豆蔻、木香、白术、甘草、神曲、麦糵面、橘皮）以温中健脾，助其运化。若诸病烦渴，津液内耗，用白术散（干葛、白术、人参、茯苓、甘草、藿香、木香）止烦渴，生津液。若脏虚疼痛，或阴寒腹痛，不思饮食，则用育气汤（木香、丁香、藿香、人参、白术、白茯苓、缩砂、白豆蔻、荜澄茄、炙甘草、干山药、陈橘皮、青皮、白檀香）调畅脾元，补益中脘，散寒止痛。

若心腹胀满，面色萎黄，肌肉消瘦，怠惰嗜卧，常服养胃进食丸（苍术、神曲、白茯苓、厚朴、大麦蘖、陈皮、白术、人参、甘草）滋养脾胃，消痰逐饮。若气机不利，胸膈满闷，痰涎壅盛，宿酒痰呕，用木香饼子（木香、官桂、姜黄、香附、香白芷、甘松、川芎、缩砂仁、甘草）快气消食，消食化气。

纵观上述病证，总以温补脾胃为要务，同时，根据兼夹证候的多少和不同施以不同的证治，或长于理气，或长于温中，或长于消食，或长于化痰，或长于温补气血，如此种种，不一而足。

案例

中书左丞相史公，年六旬有七，至元丁卯九月间，因内伤自利数行，觉肢体沉重，不思饮食，嗜卧懒言语，舌不知味，腹中疼痛，头亦痛而恶心。医以通圣散大作剂料服之，覆以厚衣。遂大汗出，前证不除而反增剧。易数医，四月余不愈。予被召至燕，命予治之。予诊视得六脉沉细而微弦，不欲食，食即呕吐。中气不调，滞于升降。口舌干燥，头目昏眩、肢体倦怠，足胻冷，卧不欲起。丞相素不饮酒，肢体本瘦，又因内伤自利，又复获汗，是重竭津液，脾胃愈虚，不能滋荣周身百脉，故使然也。非甘辛、大温之剂，则不能温养其气……黄芪、人参之甘，补脾缓中，故以为君。形不足者温之以气，当归辛温，和血润燥。木香辛温，升降滞气。生姜、益智仁、草豆蔻辛甘大热，以荡中寒，理其正气。白术、炙甘草、橘皮，甘苦温乃厚肠胃。麦蘖面宽肠胃而和中，神曲辛热，导滞消食而为佐使也。上药水煎服之，呕吐止，饮食进。越三日，前证悉去。左右侍者曰：前证虽去，九日不大便，如何？予曰：丞相年高气弱，既利且汗，脾胃不足，阳气亏损，津液不润也，岂敢以寒凉有毒之剂下之。仲景曰：大发汗后，小便数，大便坚，不可用承气汤。如此虽内结，宜以蜜煎导之。须臾去燥屎二十余块，遂觉腹中空快，上下气调，又以前药服之，喜饮食，但有所伤，则以橘皮枳术丸消导之。至月余，其病乃得平复。(《卫生宝鉴·卷五·温中益气治验》)

按语： 上述医案中患者素体本虚，又因饮食失节、汗下之法重伤脾胃、津液，致脾不能布散津液濡养全身，症见口舌干燥、头目昏眩、肢体倦怠、足胻冷、卧不欲起等，罗天益认为应急以甘温之品温养脾胃，化生津液，并稍加消食之神曲、麦芽，则呕吐止，饮食进；因大病之后，机体尚虚，虽有大便干结，也宜采用蜜煎消导之法，慎用寒下之品。此案突出罗天益对于劳倦内伤病机的准确把握，在"口舌干燥、头目昏眩、肢体倦怠、足胻冷"等涉及全身上下一派复杂的症状中，抓住脾胃气虚的主要病机，大胆使用甘温益气之补中益气汤加减使用，疗效显著；同时，此案也体现出罗天益劳对于劳倦内伤患者正气的顾护，包括节饮食、慎用驱邪之品等。

2. 劳倦内伤虚中有热

罗天益关于劳倦内伤虚中有热有丰富的论述，提出了不同虚热见证，以及相应的治疗方药。

(1) 阴阳双补，气血并调

如脉见诸芤动微紧，男子失精，女子梦交，则用桂枝加龙骨牡蛎汤(桂枝、芍药、炙甘草、龙骨、牡蛎、生姜、大枣)潜镇安神，温通心阳。诸虚不足，劳伤过度，用黄芪建中汤(药选黄芪、官桂、甘草、白芍药、生姜、大枣)温中补虚。若虚劳客热，肌肉消瘦，五心烦热，潮热盗汗，胸胁不利，用人参黄芪散(人参、秦艽、茯苓、知母、桑白皮、桔梗、紫菀、柴胡、黄芪、地骨皮、生地黄、半夏、赤芍药、天门冬、鳖甲、炙甘草)以温中补虚。诸虚不足，津液不固，心忪惊惕，短气烦倦，则用麦煎散(煅牡蛎、黄芪、麻黄根)补气敛汗，固摄生津。治盗汗及虚汗不止，则用独圣散(浮小麦)敛汗固摄。除了内治法外，还有相应的外治法。若多汗不止，烦躁不得眠，则用温粉（白术、白芷、藁本、川芎共研细末）扑之，起到敛汗固摄的作用。若男子妇人虚劳，病患不至大骨枯槁，大肉陷下，则用清神甘露丸（生地黄汁、牛乳汁、白莲藕汁、人参、白术、黄连、胡黄连、五味子、黄芪）并皆治之。

（2）清虚热，除骨蒸

如遇骨蒸热劳，口干盗汗，则用神效方续断汤（生地黄、桑白皮、续断、紫菀、青竹茹、五味子、桔梗、甘草、赤小豆、小麦）清虚热，除骨蒸，或服用犀角紫河车丸（紫河车、鳖甲、桔梗、胡黄连、芍药、大黄、贝母、败鼓皮心、龙胆草、黄药子、知母、犀角、蓬术、芒硝、朱砂，炼蜜丸如桐子大，朱砂为衣，每服二十丸，温酒送下）补阴津，除烦热，服三月必平复。若虚劳羸瘦，面色萎黄，四肢无力，夜多盗汗，咳嗽不止，用柴胡散（地骨皮、柴胡、鳖甲、知母、五味子、乌梅、青蒿）以清除虚热，益气敛汗。若为邪热客于经络，肌热痰嗽，五心烦躁，夜有盗汗，则用人参柴胡散（人参、白术、白茯苓、柴胡、炙甘草、半夏曲、当归、干葛、赤芍药）补真气，解劳倦。骨蒸壮热，唇红口干，面赤颧红，气促心烦，用秦艽鳖甲散（柴胡、鳖甲、地骨皮、秦艽、当归、知母、青蒿、乌梅）以清虚热，治骨蒸。

（3）补中益气，调补元气

如脏中积冷，营中有热，用人参地骨皮散（人参、地骨皮、柴胡、黄芪、生地黄、知母、石膏、茯苓、生姜、大枣）调和营卫阴阳。因饥饱劳役，损伤脾胃，元气不足，或腹中虚痛，不思饮食，则选调中益气汤（黄芪、人参、甘草、当归、白术、白芍药、柴胡、升麻、橘皮、五味子）以健脾胃，温运化。罗天益以此方为代表，分析其甘温益气的组方原则。黄芪甘草之甘，泄热为主；以白芍药、五味子之酸，能收耗散之气；以人参甘温，补气之不足；当归辛温，补血之不足，故为臣；白术、橘皮，甘苦温，除胃中客热，以养胃气而为佐；升麻、柴胡苦平，味之薄者，阴中之阳，为脾胃之气下陷，上气不足，故从阴引阳以补之，又以行阳明之经为使也。

（4）结合脏腑经络，辨证用药

如邪入经络，体瘦肌热，解利伤寒，则用双和散（柴胡、甘草）以推陈致新，祛邪补中。若荣卫气虚，则用四君子汤（人参、甘草、茯苓、白术）补荣卫之气；若胆经不足，心经受热，时有盗汗，虚烦不眠，则用酸枣仁丸（地榆、炒酸枣仁、茯苓、菖蒲、人参、丹砂）以养心安神。心气不足，则用定志丸（远志、菖蒲、人参、白茯苓）以养心安神，定志。如若心脏积热，烦渴，颊赤，舌涩，用地仙散（地骨皮、防风、人参、甘草、青蒿）清虚热，生津液。

案例

建康道按察副使奥屯周卿子，年二十有三，至元戊寅三月间病发热，肌肉消瘦，四肢困倦，嗜卧盗汗，大便溏多，肠鸣不思饮食，舌不知味，懒言语，时来时去，约半载余。请予治之，诊其脉浮数，按之无力。正应王叔和浮脉歌云：脏中积冷荣中热，欲得生精要补虚。先灸中脘，乃胃之经也，使引清气上行，肥腠理；又灸气海，乃生发元气，滋荣百脉，长养肌肉；又灸三里，为胃之合穴，亦助胃气，撤上热，使下于阴分。以甘寒之剂泻热，其佐以甘温，养其中气；又食粳米羊肉之类，固其胃气，戒于慎言语，节饮食，惩忿窒欲，病气日减。数月，气得平复。逮二年，肥盛倍常。……若以苦寒以泻其土，使脾土愈虚，火邪愈盛，形不足者温之以气，精不足者补之以味，劳者温之，损者益之。人参能补气虚，羊肉能补血虚，虚损之病，食羊肉之类，何不可之有。（《卫生宝鉴·卷五·虚中有热治验》）

按语：此医案中，罗天益一方面使用药物，一方面运用灸法，灸中脘、气海、足三里穴以温中焦之气，同时又用甘寒与甘温之剂搭配，顾其胃气，泻其虚火，使得脾土旺，邪气清，气得平复，肥盛倍常，病趋痊愈。

（四）中风证治

罗天益论治中风的思想，既继承汉唐遗风从外风立论，又顺应金元改革创新思潮，传承李东垣重视内风思想，故其临证注重外风与内风并举，区分中脏中腑。现将其治疗中风经验与用药特点介绍如下。

1. 重视外风，兼顾内风

罗天益论治中风仍然继承《内经》的观点以外风为主，符合当时金元医家在中风病机上的认识，但已经涉及内风领域。其所述临床特征除了太阳中风证以外，已经论述到内风证候。如风中经络致拘急不仁，麻木或肢体活动不灵，或身之后，或身之前，或身之侧，已经与现今临床中风的特征基本接近，但同时也包括风湿之邪留滞经络等疾患。而中脏之病证，主要为神志昏愦，表现为口唇开阖不利，语言不利，香臭不闻，视物不清及大小便秘结等。中脏腑之证，病势沉重，病位较深，故其病难治，与我们当代对中风中腑与中脏的认识基本相同。但对于中风证的防治，罗天益已经超出了金元之前用汗下之法治疗中风的局限，认识到中风病机的特殊性，果断提出，治疗中风须少汗，亦宜少下。因为多汗则虚其卫，多下则损其荣。这显然已经顾及内风因素。

2. 中风调治，首分在脏在腑

对于中风的调治，罗天益指出，中风当为大病，故治疗当然需大药[①]养之。具体治疗还当须按时令而调阴阳，安脏腑而和荣卫。风中腑者，先

---

① 大药：原指道家的金丹。唐·杜甫《赠李白》诗："苦乏大药资，山林迹如扫。"唐·白居易《浩歌行》："既无长绳系白日，又无大药驻朱颜。"清·孙枝蔚《句容遇颜含章请予题二颜公祠》诗："或寻神仙求大药，或随老衲坐蒲团。"章炳麟《五无论》："大药既成，入腹不腐，神仙之说固然。"

以加减续命汤随证发其表；风中脏者，则大便多秘涩，宜以三化汤通其滞。体现了中腑者汗之，中脏者下之的通治之法。一般而言，中腑者病情轻，病位浅，发表以散之。中脏者病情重，病位深，以攻下为主。除此之外，罗天益还提出，如表里证已定，别无变端，则以大药和而治之，体现表里兼治之法。从病位而言，大抵中腑者多著四肢，中脏者多滞九窍。虽中腑者多兼中脏之证，甚至于舌强失音，然久服大药，能自愈也。另外，对于中风湿者，夏月多有之，其证身重如山，不能转侧，宜服除风胜湿去热之剂。如不可，则用针灸治之。

3. 调治中风，重视六经辨证

在中风的调治过程中，罗天益结合六经辨证的思想，参合四时五气，以小续命汤为主进行调治。他认为，小续命汤作为中风的通治之方，适应一切中风。

对于外风邪中，致八风、五痹、痿厥等疾，用小续命汤（麻黄、人参、黄芩、芍药、甘草、川芎、杏仁、防己、官桂、防风、附子）温阳散寒，祛风通络。春夏季节加石膏、知母、黄芩清解热毒；秋冬寒凉，则加官桂、附子、芍药以温阳敛阴。具体施治过程中，还应结合六经脉证进行加减。

若太阳中风之证，表现为无汗恶寒，则用麻黄续命汤（上方加麻黄、防风、杏仁一倍）以解表祛风，同时配合针太阳经至阴、昆仑、举跷等穴引邪外解。如为太阳中风有汗恶风，则用桂枝续命汤（加桂枝、芍药、杏仁一倍）解表祛风，并针风府以祛风。如阳明经中风无汗，身热不恶寒，则用白虎续命汤（加石膏二两、知母二两、甘草一两）清阳明之热而祛风。

阳明中风有汗，身热不恶寒，葛根续命汤（加葛根二两，桂枝、黄芩各一倍）疏风解表祛风，同时宜针陷谷、刺厉兑。针陷谷者，去阳明之贼邪；刺厉兑者，泻阳明之实热。

太阴经中风无汗身凉，用附子续命汤（加附子一倍，干姜加二两、甘草加三两）温阳驱风散邪，同时宜针隐白，去太阴之贼邪。

少阴经中风有汗无热，桂枝附子续命汤（加桂枝、附子、甘草一倍）温通经脉，祛风散寒，同时宜针太溪。凡中风无此四经六证混淆，系于少阴厥阴，或肢节挛痛，或麻木不仁，宜羌活连翘续命汤（加羌活四两、连翘六两）祛湿散结通络。

另外，结合小续命汤，还可针刺厥阴经之大敦以通经络；灸少阳经之绝骨以引其热。此通经引热，是针灸同象。

罗天益认为凡治中风，如不审六经之证候类型而进行随症加减，虽治与不治无异也。

4. 调治中风，亦重内伤

如中风外无六经之形证，内无便溺之阻隔，是为血虚筋脉失于濡养。此种病机与上述外风入中经络的中腑不同，与热结便秘、邪气留腑之中脏亦不同。从六经的辨证角度而言，又不能归于六经之证候类型。故罗天益提出此种中风病机为血虚筋脉失于濡养，系金元之后发展的中风之内风病机。临床表现为手足不能运动，舌强不能语言。提出治疗应予以养血荣筋，舒筋活络，方选大秦艽汤（秦艽、石膏各二两，甘草、川芎、当归、芍药、羌活、独活、防风、黄芩、白术、白芷、茯苓、生地黄、熟地黄各一两，细辛半两）。

凡中风外有六经之形证，先以加减续命汤随证治之。内有便溺之阻隔，则以三化汤（厚朴、大黄、枳实、羌活）通腑泄热，服则以微利则已。内邪已除，外邪已尽，当服愈风汤。其组成为羌活、甘草（炙）、防风、防己、黄芪、蔓荆子、川芎、独活、细辛、枳壳、麻黄（去根）、地骨皮、人参、知母、甘菊、薄荷（去枝）、白芷、枸杞子、当归、杜仲（炒）、秦艽、柴胡、半夏（泡）、厚朴（姜制）、前胡、熟地黄、白茯苓、黄芩、生地黄、苍术、石膏、芍药、桂枝。主要用于治疗肝肾不足，筋骨痿弱，语言困难，精神昏愦，是中风湿热内弱者；或治风热内盛，体胖丰腴者；或治瘦而臂肢偏枯；或肥而半身不遂；或治恐而健忘，喜以多思，思忘之道。总括其病机，皆为精血不足也。心主血，精血不足，心失所养，心神逆乱则百病生，心神静安则万病息。故而用此药能安心养神，调节阴阳。罗天益还十分注意本方服用方法，指出"每服一两，水二盏，煎至一盏，去渣温服"。如遇天阴，湿气较重，加生姜三片以助其发散水气，煎服，空心一服，临卧再煎渣服，俱要食远。空服配服二丹丸，则为重剂。临睡前配合服用四白丸①，则为轻剂。立其法，是动以安神，静以清肺之意。

在临床应用过程中，还应根据具体治疗目标的不同，对愈风汤进行不同的加减化裁；如若发汗，则用愈风汤三两，加麻黄一两，并且每服加生姜五至七片，空心服，同时以粥养其胃气，得微汗则佳。如求缓慢通利之效，则用愈风汤三两，加大黄一两，每服生姜五七片，临卧煎服，得利为度。

愈风汤在应用中还需注意四时阴阳之气，如望春大寒之后，本方中加半夏、人参、柴胡各二两，木通四两，夺少阳之气也。如望夏谷雨之后，本方中加石膏、黄芩、知母各二两，夺阳明之气也。如季夏之月，本方中加防己，白术，茯苓各二两，谓胜脾土之湿也。如初秋大暑之后，本方中加厚朴一两，藿香一两，官桂一两，夺太阴之气也。如望冬霜降之后，本方中加附子、官桂各一两，当归二两，谓胜少阴之气也。罗天益同时还强调，在季节更替之时，应根据气候变化的情况适时增减药物，尤其是与时令相关的药物。

在应用愈风汤的过程中，罗天益观察到此方剂药性平和，不影响五脏

---

① 四白丸：即下文四白丹，为愈风汤变方之一，另一变方为二丹丸。

气血的盛衰，不影响荣卫之气的运行。同时举例指出：风燥便秘服药后可保持大便通畅，而久泻之人服之可使大便自调。初感外风，急服此药，或者在本方中加服天麻丸，则为圣药。若已病者，更宜常服，无问男女、老幼、小儿风痫，急慢惊风，皆可服之，神效。愈风汤虽为愈风而设，但亦可以解四时伤寒，随四时加减法服之，亦如圣药。即便如此，罗天益仍然强调临证时需要仔细辨证，切不可拘于教条，应该审病之虚实，气候之所宜，邪气之多少，五脏之偏盛偏衰，荣卫气血之盛衰。

同时，罗天益指出可配伍使用四白丹或二丹丸，调整愈风汤疗效。如四白丹能清肺气，治疗中风者多昏冒，肺气不清利也。其组成：白术、砂仁、白茯苓、香附、防风、川芎、甘草、人参、白芷、羌活、独活、薄荷、藿香、白檀香、知母、细辛、甜竹叶、麝香、龙脑、牛黄，共为蜜丸，临卧嚼一丸，煎愈风汤咽下。能上清肺气，下强骨髓，达到清上养下的目的；二丹丸则能治健忘、养神、定志、和血，内以安神，外华膝理。其组成：丹参、天门冬、熟地黄、甘草、麦门冬、白茯苓、人参、远志、朱砂、菖蒲，上十味为末，蜜丸桐子大，朱砂为衣，每服五十丸至一百丸，空心食前，煎愈风汤送下，常服则能安神定志。

四白丹与二丹丸在应用过程中，作用各不相同，二丹丸偏于补养心脾安神，四白丹偏于清肺开窍，一清一补，一通一和，着眼于中风者或是神志昏昧，或是心失所养，予以分别施治。故清中清者，归肺以助天真；清中浊者，坚强骨髓；浊中之清者，荣养于神；浊中之浊者，荣华膝理。从不同的方面来完成对中风的辨治。

5. 调治中风，注重调和气血

中风之发生，或是气血不足，脉络空虚，风邪乘虚入中经络，气血痹阻；或因形盛气衰，痰湿素盛，外风引动痰湿而痹阻经络，导致㖞僻不遂。正如《诸病源候论·风偏枯候》所言："偏枯者，则血气偏虚，则膝理开，受于风湿，风湿客于身半，在分腠之间，使血气凝涩，不能润养，久不瘥，真气去，邪气独留，则成偏枯。"或是气虚血弱，或是气血逆乱，终至气血失和而成。在中风发生和发展的过程中，无论外风入中，或是内虚邪中，亦不管中脏中腑，都是全身气血阴阳平衡失调的集中表现，罗天益认为，风气内动，气血逆乱，发为中风。风者能动而多变，因热胜则动，治宜以静胜燥，是养血也，宜和，是行营卫壮筋骨也，用天麻丸（附子、天麻、牛膝、萆薢、玄参、杜仲、当归、羌活、生地黄、独活）主之。方中牛膝、萆薢强壮筋骨，杜仲补肝肾、强筋骨，羌活、防风为治风之要药，当归、地黄能养血和营卫，玄参主用，附子佐之行经络之气。天麻丸在使用过程中应注意根据病情轻重进行服药数量的增减。在服药过程中，如有壅塞胀满之证，则不宜使用。

6. 调治中风，尤重视中风先兆

圣人治未病，不治已病。罗天益在论治中风的过程中，注意到许多的中风病人起病前即有先兆症状。他指出，凡人初觉大指、次指麻木不仁或不用者，三年内有中风之疾也。此时，应先以愈风汤、天麻丸以和解气血，疏通经络，此治未病之先。易患中风之人，必定能食少动，痰湿内盛。脾盛故能多食，由此脾气愈盛，下克肾水，肾水亏则病增剧；中风病多食者，风木盛也，肝木盛则克脾土，脾受敌则求助于食，当泻肝木，治风安脾，脾安则食少，是其效也。人初觉中风，不宜服脑麝，恐引风气入骨髓，如油入面，不能得出；如痰涎壅盛，不省人事、烦热者，宜用之下痰，神效。在中风先兆的防治思想上，尤其值得我们去探讨，重视治未病的思想当需借鉴。

7. 调治中风，重视针药相济

中风因其既有中脏中腑不同，又有着中经中络之区分，故治疗时有着其特殊的治疗法则。除了按照六经辨治、脏腑虚实辨治、气血辨治之外，罗天益在论治中风的时候，对于针灸的使用或是针药同用有着自己的经验。

风中经络，应用针刺的方法可以使邪从经络而解，并且首先提倡用大接经从阳引阴或从阴引阳治中风偏枯。从足太阳经开始，终于手太阳经为从阳引阴；从手太阴经开始，终于足太阴经为从阴引阳。按照十二经脉气血流注的次序，主要刺十二经脉的井穴而治病，遵从其气血流注的次序而施以不同的治法，从而使中风偏枯之病证得以好转。

对于不同的中风病证，同时列出针刺的主要穴位：针手太阴经之列缺治疗偏风半身不遂，针天府治疗卒中恶鬼疰、不得安卧，针手阳明经之肩髃、曲池治疗偏风半身不遂，针足阳明经之大巨治疗偏枯四肢不举，针冲阳则治疗偏风导致的口眼㖞斜和足缓不收，针手太阳之腕骨治疗偏枯狂惕，针足太阳之辅阳治疗风痹导致的麻木不仁和四肢不举，针足少阴之照海则治疗大风偏枯、半身不遂、善悲不乐，针足少阳经之阳陵泉治疗半身不遂，针环跳则可治疗风眩偏风、半身不遂、失音不语，针手阳明经之天鼎则治疗暴喑并喉痹，针合谷则治疗喑不能言，针足阳明经之颊车、地仓治疗中风不语，饮食不收，针承浆、漏落时应以左治右，或者以右治左治疗中风偏枯之病，针手少阴经之阴郄治疗喑不能言，针灵道可治疗暴喑不语，针手少阳之支沟治疗暴喑不语，针三阳络穴位则治疗暴哑不能言，针手太阳之天窗亦治疗暴喑不能言，针足少阴之通谷亦治疗暴喑不语，针手厥阴之间使亦能治喑不能言。

8.调治中风，重视灸法

罗天益对于中风恢复期导致的口眼㖞斜、手足不遂等证，辨证之后，果断使用灸法，这有别于当时金元医家对中风病机的认识。金元医家认为，中风偏于外风，灸法相比于针法来说，难以把握祛邪的作用，故多不用。而罗天益则经常将灸法应用于中风之治疗中。

如治疗中风导致的眼戴上不能视者，则灸第二椎并第五椎上各七壮，一齐下火炷，如半枣核大，立愈。对于风中经脉导致的口眼㖞斜，亦可灸头面部穴位进行治疗，如灸聪会、颊车、地仓等穴位。罗天益还指出中风口眼㖞斜与中风病灶之间的关系，如凡㖞向右者，为左边脉中风而缓也，宜灸左㖞陷中二七壮；凡㖞向左者，为右边脉中风而缓也，宜灸右㖞陷中二七壮。艾炷大如麦粒，频频灸之，以取尽风气，口眼正为度。

如出现风中脏腑等证，同样亦可用灸法以起沉疴。风邪中腑后出现手足不遂等证，可灸百会、发际、肩髃、曲池、风市、足三里、绝骨等穴。凡觉手足麻痹或疼痛，此将中腑之候，宜灸此七穴。病在左则灸右，病在右则灸左。如因循失灸，手足以瘥者，秋觉有此候者春灸，春觉有此候者秋灸，以取风气尽、轻安为度。如出现中风中脏表现为痰涎上涌、言语不清、神识昏聩者，应立即予以清泻肝火之灸法。取百会、大椎、风池、肩井、曲池、足三里、间使等穴，尤其主治心中愦乱，神思不怡，或手足麻痹等证。在具体施治过程中，不问是风与气，可连灸此七穴，或依次第灸之，可灸各五七壮。凡遇春秋二时，可时时灸此七穴，以泄风气。如素有风人，尤须留意此灸法；对于中风入脏，亦用此法灸之。

案例

予自五月间，口眼㖞斜，灸百会等三穴，即止。如右手足麻无力，灸百会、发际第七穴，得愈。七月气塞涎上不能语，魂魄飞扬，如坠江湖中，顷刻欲绝，灸百会、风池等左右颊车二穴，气遂通，吐涎半碗，又下十余行，伏枕半月，遂平复。自后凡觉神思少异于常，即灸百会、风池等穴，以善后疗养，无不显效。(《卫生宝鉴·卷八·中风灸法》)

按语：此案体现罗天益善用灸法治疗中风口眼㖞斜，选用百会穴，不仅可以治疗口眼㖞斜，也可以预防中风，并在中风之后调养善后。

9. 善用升麻汤，调治阳明中风

罗天益善用升麻汤加减治疗阳明中风，罗天益强调足阳明经起于鼻，交频中，循鼻外，入上齿中，手阳明经亦贯于下齿中，况两颊皆属阳明，升麻汤乃阳明经药，香白芷又行手阳明之经，秦艽治口噤，防风散风邪，桂枝实表而固荣卫，使邪不能再伤，此其理也。夫病有标本经络之别，药有气味厚薄之殊，察病之源，用药之宜，其效如桴鼓之应，不明经络所过，不知约性所在，徒执一方，不惟无益，而又害之者多矣，学者宜精思之。

阳明中风具体可分手阳明经中风和足阳明经中风，用秦艽升麻汤（升麻、葛根、炙甘草、芍药、人参、秦艽、白芷、防风、桂枝）来治疗中风风邪入中手足阳明经导致的口眼㖞斜，恶风恶寒，四肢拘急等证，效果卓著。而犀角升麻汤（犀角、升麻、防风、羌活、川芎、白附子、白芷、黄芩、甘草）则治疗中风麻痹不仁，鼻颊间痛，唇口颊车发际皆痛，口不可开，虽语言饮食亦相妨，左额颊上如糊急，手触之则痛等足阳明经受风毒、血凝滞而不行等证。罗天益论曰："足阳明者，胃也……六经之中，血气便多，腐熟水谷，故饮食之毒聚于肠胃。此方以犀角为主，解饮食之毒也。阳明经络，环唇挟口，起于鼻，交频中，循颊车，上耳前，过客主人，循发际，至额颅。故王公所患，此一经络也，以升麻佐之，余药皆涤除风热。升麻、黄芩，专入胃经为使也。"（《卫生宝鉴·卷八·风中血脉治验》）

阳明中风之后表现为饮食如常，脉微弦而柔和，按之微有力，咽喉不利，会厌后肿，舌赤，早晨语言快利，午后微涩，宜以玄参升麻汤（升麻、黄连、黄芩、连翘、桔梗、鼠粘子、玄参、甘草、白僵蚕、防风）清热散结利咽。如单有牙齿无力，不能嚼物，宜用牢牙散（羊筒骨灰、升麻、生地黄、黄连、石膏、白茯苓、人参、胡桐泪）治之。

阳明中风后导致肩臂酸困，不能举动，汗出较多。罗天益则应用针刺、温灸之法。针刺使其经络通和，温灸补其泻下。逢暑邪过盛，暑易耗气伤津，故而在针刺和温灸的同时，应用清肺饮子（白芍药、人参、升麻、柴胡、天门冬、麦门冬、陈皮、甘草、黄芩、黄柏、甘草）以补肺气，养脾胃，定心气。如合并胸膈痞闷，大便涩滞，则用润肠丸（麻子仁、大黄、桃仁泥、当归尾、枳实、白芍药、升麻、人参、生甘草、陈皮、木香、槟榔）以导滞通便。

同时，罗天益指出阳明中风正值长夏之际，暑邪犹未褪尽，则应收其皮毛，益其卫气，以益气调荣汤（人参、当归、陈皮、熟地黄、白芍、升麻、黄芪、白术、柴胡、麦门冬、甘草）主之，则使正气得复而机体自安也。

案例 1

安抚初病时，右肩臂膊痛无主持，不能举动，多汗出，肌肉瘦不能正卧，卧则痛甚。《经》曰：汗出偏沮，使人偏枯。予思《内经》云：虚与实邻，决而通之。又云：留瘦不移，节而刺之，使经络通和，血气乃复。又言陷下者灸之。为阳气下陷入阴中，肩膊时痛，不能运动，以火导之，火引而上，补之温之，以上证皆宜灸刺，谓此先刺十二经之井穴。后于右肩臂上肩井穴内，先针后灸二七壮，及至疮发，于枯瘦处渐添肌肉，汗出少，肩臂微有力，至半月后，再灸肩井，次于尺泽穴各灸二十八壮，引气下行，与正气相接，次日臂膊又添气力，自能摇动矣，时值仲夏，暑热渐盛，以清肺饮子补肺气，养脾胃，定心气。(《卫生宝鉴·卷八·风中腑兼中脏治验》)

按语：此案体现出罗天益善用针灸与药物联合，治疗中风病证，并能根据时令调整药物。

案例 2

太尉忠武史公年六十八岁，于至元戊辰（1268）十月初，侍国师于圣安寺丈室中，煤炭火一炉在左侧边，遂觉面热，左颊微有汗，师及左右诸人皆出，因左颊疏缓，被风寒客之，右颊急，口喝于右，脉得浮紧，按之洪缓。予举医学提举忽君吉甫专科针灸，先于左颊上灸地仓穴一七壮，次灸颊车穴二七壮，后于右颊上热手熨之，再以升麻汤加防风、秦艽、白芷、桂枝，发散风寒，数服而愈。（《卫生宝鉴·卷八·风中血脉治验》）

按语：罗天益认为此案患者病在阳明经脉，故灸地仓、颊车之后，再以通行阳明经的主药升麻、白芷组成的升麻汤疏风散寒，通畅阳明经脉，则口㖞得愈。体现了其对中风病标本经络以及药物归经气味厚薄等的准确把握。

10. 广征博引，收集众方

罗天益在论治中风的时候，广征博引，收集众多治疗中风病中腑和中脏的方剂。

（1）大通圣白花蛇散

治疗诸风疾，用大通圣白花蛇散（杜仲、天麻、海桐皮、干蝎、赤箭、郁李仁、当归、厚朴、蔓荆子、木香、防风、藁本、官桂、羌活、白附子、萆薢、虎骨、白芷、山药、菊花、白花蛇肉、牛膝、甘草、威灵仙）祛风通络。

（2）犀角防风汤

治疗中风导致的口眼㖞斜，半身不遂，语言謇涩，四肢麻木，则用犀角防风汤（犀角、防风、炙甘草、天麻、羌活、滑石、石膏、麻黄、独活、山栀子、荆芥、连翘、当归、黄芩、炒全蝎、薄荷、大黄、桔梗、白术、细辛）息风通络。

（3）木香丸

中风合并气滞，则用木香丸（槟榔、大黄、陈皮、木香、附子、人参、官桂、川芎、羌活、独活、三棱、肉豆蔻）以疏风顺气，调荣卫，宽胸膈，散积滞。

（4）续命丹

男子、妇人卒中诸风，口眼㖞斜，言语謇涩，牙关紧急，半身不遂，手足搐搦，顽麻疼痛，涎潮闷乱，妇人血运血风，喘嗽吐逆，睡卧不宁，则用续命丹（川芎、羌活、南星、川乌、天麻、白鲜皮、当归、防风、海桐皮、地榆、虎骨、熟地黄、朱砂、生乌蛇、铅白霜、干蝎、肉桂、牛黄、雄黄、轻粉、麻黄）活血除湿，散寒通络。

（5）疏风汤

治疗半身不遂麻木，及语言微涩，如在季春初夏宜服疏风汤（麻黄、杏仁、益智仁、炙甘草、升麻）治疗。

（6）趁风膏

中风，手足偏废不举。则用趁风膏（红海蛤、川乌、炙穿山甲）外敷治疗。

（7）活命金丹

在中风之中脏中，用活命金丹（贯众、甘草、板蓝根、干葛、甜硝、大黄、牛黄、珠子粉、生犀角、薄荷、辰砂、麝香、桂、青黛、龙脑）来治疗中风不语、半身不遂、肢节顽麻、痰涎上潮、咽嗌不利、饮食不下、牙关紧急、口噤。该方解一切酒毒、药毒、发热腹胀，大小便不利，胸膈痞满，上实下虚，气闭面赤，或汗后余热不退劳病，诸药不治者。无问男女老幼，皆可服之。如小儿惊热，并用薄荷汤化下。

（8）至宝丹

如遇中风导致神昏不醒，则用至宝丹（辰砂、生犀、玳瑁、雄黄、琥珀、人参、牛黄、麝香、龙脑、天南星、银箔、金箔、安息香、龙齿）息风开窍。

（9）至圣保命金丹

如若中风口眼㖞斜，手足弹拽，语言謇涩，四肢不举，精神昏愦，痰涎并多，则用至圣保命金丹（贯众、生地黄、大黄、青黛、板蓝根、朱砂、蒲黄、薄荷、珠子、龙脑、麝香、牛黄）。此药镇坠痰涎，大有神效。

（10）牛黄通膈汤

初发中风一二日，则宜急下之，用牛黄通膈汤（牛黄、朴硝、大黄、甘草）清热息风。

（11）诃子汤

如遇失音不语，则用诃子汤（诃子、桔梗、甘草）开窍息风开音。

（12）正舌散、茯神散

若中风导致的舌强语涩，则用正舌散（雄黄、荆芥穗）或茯神散（茯神心、薄荷、蝎梢）息风开窍。

（13）胜金丹

若遇中风涎潮，卒中不语，合吐利者，当用胜金丹（青薄荷、猪牙皂角、瓜蒂末、朱砂、粉霜、洛粉）吐利风涎而治之。

（14）分涎散

如治中风涎潮，作声不得，口噤，手足搐搦，则用分涎散（藿香、干蝎、白附子、南星、丹砂、腻粉、粉霜）化痰通络开窍。如未见吐利，则可以再服以获效。

（15）真（珍）珠丸、独活汤

如遇肝经虚，内受风邪，卧则魂散而不守，状如惊悸等证，则用真（珍）珠丸（珍珠母、熟地黄、当归、酸枣仁、柏子仁、人参、犀角、茯神、沉香、龙齿、虎睛、麝香、薄荷）或是独活汤（独活、人参、羌活、防风、前胡、细辛、沙参、五味子、白茯苓、半夏曲、酸枣仁、甘草）治疗，以清肝经之风邪。此方以珍珠母为君，龙齿佐之，珍珠母入肝为第一，龙齿与肝同类故也，龙齿虎睛，龙齿安魂，虎睛定魄。东方苍龙、木也，属肝而藏魂；西方白虎、金也，属肺而藏魄；龙能变化，故魂游而不定，虎能专静，故魄止而能守。

另外，对于其他风证，或是痰浊中阻，或是气滞痹阻经络导致风证，罗天益则从化痰降浊，祛风理气的角度来辨证。如味喜咸酸，饮酒过多，色欲无戒，添作成痰饮，聚于胸膈，满则呕逆、恶心、涎流，一臂麻木，升则头目昏眩，降则腰脚疼痛，深则左瘫右痪，浅则蹶然倒地，用祛风丸治疗（半夏、荆芥、槐角子、白矾、陈皮、朱砂）以宽中祛痰，搜风理气，和血驻颜，延年益寿。

罗天益在辨治风证中，若中风瘫痪，四肢不遂，风痹等疾，用轻骨丹（苦参、桑白皮、白芷、苍术、甘松、川芎、麻黄）胜湿活血通络，手足当即轻快。

若肾水阴虚，风热蕴积，时发惊悸，筋惕搐搦，神志不宁，荣卫壅滞，头目昏眩，肌肉𥆧瘛，胸膈痞满，咽嗌不利，肠胃燥涩，小便淋闭，筋脉拘急，肢体痿弱，暗风痫病，当常服当归龙胆丸（当归、龙胆草、大栀子、黄连、黄柏、黄芩、大黄、芦荟、青黛、木香、麝香）宣通血气，调顺阴阳，病无再作。

若男子妇人半身不遂，手足顽麻，口眼㖞斜，痰涎壅盛，及一切风，他药不效者，或小儿惊风，大人头风，妇人血气，则用风药圣饼子（川乌、草乌、麻黄、白芷、苍术、何首乌、川芎、白附子、白僵蚕、防风、干姜、藿香、荆芥、雄黄）并皆治之。

如若三焦不和，胸膈痞闷，气不升降，饮食迟化，肠胃燥涩，大便秘难，则用搜风润肠丸（沉香、槟榔、木香、青皮、陈皮、京三棱、槐角、大黄、萝卜子、枳壳、枳实、郁李仁）以祛风通络，润肠通便，并治一切诸风及遍身瘙痒。光泽皮肤，可常用澡洗药（干荷叶、威灵仙、藁本、零陵香、茅香、藿香、甘松、白芷）煎四五沸，放热于无风处淋洗。如水冷，更添热汤，斟酌得可使用，勿令添冷水，不添药末，以祛风除湿。

治疗风邪入中导致的肢节疼痛，则用拈痛散（羌活、独活、防风、细辛、肉桂、白术、良姜、麻黄、天麻、川乌、葛根、吴茱萸、乳香、小椒、全蝎、当归、川姜）研匀，每抄药十钱，痛甚者十五钱，同细盐一升炒令极热，熟绢袋盛，熨烙痛处，不拘时。

案例 1

绍兴癸丑，予侍次四明，有董生者，患神气不宁，卧则梦飞扬，虽身在床而神魂离体，惊悸多魇，通宵不寐，更数医无效，予为诊视之。询曰：医作何病治之？董曰：众皆以为心病。予曰：以脉言之，肝经受邪，非心也。肝经因虚，邪气袭之。肝藏魂者也，游魂为变。平人肝不受邪，卧则魂归于肝，神静而得寐。今肝有邪，魂不得归，是以卧则魂扬若离体也。肝主怒，故小怒则剧。董生欣然曰：前此未之闻也，虽未服药，似觉沉疴去体矣，愿求药治之。予曰：公且持此说，与众医议所治之方，而徐质之。阅旬日，复至，云医遍议古今方书，无与病对者。故予处此二方 [真（珍）珠丸、独活汤] 以赠之，服一月而病悉除。（《卫生宝鉴·卷八·风邪入肝》）

按语：此例充分说明罗天益在实际辨证处方立法中，脉证合参，结合实际病情及状况，辨证独特，处方用药亦不落俗套，治疗此种顽难之证，疗效突出。然当今时代，动物类药物，或数量奇少，如犀角等已用水牛角代替，或如虎睛之类断然不可再用，因违背保护动物之旨。

对于风邪中脏之重症，除了列举上述方剂外，罗天益亦不忘举出自己的诊治实例以证明之。

案例 2

真定府临济寺赵僧判，于至元庚辰八月间患中风，半身不遂，精神昏愦，面红颊赤，耳聋鼻塞，语言不出，诊其两手六脉弦数。尝记张元素有云，中脏者多滞九窍，中腑者多著四肢。今语言不出，耳聋鼻塞，精神昏愦，是中脏也。半身不遂，是中腑也。此脏腑俱受病邪，先以三化汤一两，内疏三两行，散其壅滞，使清气上升，充实四肢。次与至宝丹，加龙骨、南星，安心定志养神治之。使各脏之气上升，通利九窍。五日音声出，语言稍利，后随四时脉证加减，用药不匀，即稍能行步。日以绳络其病脚，如履阈或高处，得人扶之方可逾也。又刺十二经之井穴，以接经络，翌日不用绳络，能行步。几百日大势尽去，戒之慎言语，节饮食，一年方愈。（《卫生宝鉴·卷八·风中脏治验》）

按语： 在此中风重症的救治中，罗天益能迅速分清标本缓急，区别中脏中腑，即以三化汤导其壅滞，再用至宝丹开窍通络，同时并予疏利气机，先后有序，主次分明，五日则声音即出，语言稍利。此后则根据脉证进行加减调和，待稍能行步，再用功能锻炼的方法恢复肢体功能。在古代医家的记述中，此种功能锻炼的方法是非常珍贵的。用绳子缚住病侧肢体，尽量抬高，配合行走，与我们现今的功能锻炼的方法与机理是十分接近的。在促进肢体功能恢复的过程中，并非单一的功能锻炼，而是配合针刺的方法，或以大接经的方法刺其井穴，以使经络疏通。同时在此过程中，注重中风易患因素的防治，节饮食等，促进痊愈。此病案全面反映了罗天益治疗中风中脏腑病证的学术特点，根据病证的特点分清标本缓急，防治过程中针药并用，急性期和缓解期分别辨证施治，同时注意预防中风的再发，尽可能减少高危因素的存在，有着重要的指导意义。

（五）咳喘证治

1. 咳嗽

咳嗽既是一个独立的疾病，又是肺系多种疾病的一个常见症状。外邪袭肺、内邪干肺均可引起。罗天益认为大抵秋之气，宜清而肃，若反动之，则气必上冲而为咳嗽，甚则伤脾生湿而为痰也。他继而提出如脾无湿邪溜着，虽邪气伤肺导致咳嗽，也不会有痰。并从五脏出发对痰进行了分类，提出有痰而寒少热多，各随五脏证而治之。如湿在肝谓之风痰，湿在心经谓之热痰，湿在脾经谓之湿痰，湿在肺经谓之气痰，湿在肾经谓之寒痰，各宜随证而治之。

咳而无嗽者，罗天益治疗常以辛甘之剂润其肺，尤其善用人参。《卫生宝鉴·名方类聚·咳嗽门》共载方三十余首，其中半数用到人参，且七首直接将人参写入方名。若咳而嗽者，则以治痰为先，故多用南星、半夏等胜其痰而咳嗽自愈。现将罗天益临床论治咳嗽方证归结如下。

（1）人参款花散

久患喘嗽，以人参款花散治疗。药用人参、款冬花各五钱，知母、贝母、半夏各三钱，御米壳（去顶，炒）二两，上为粗末，每服五六钱，水一盏半，乌梅一个，煎至一盏，去渣，临卧温服。此方乃罗天益随军过邓州时，从儒医高仲宽处学得。临床用时罗天益强调忌多言语，以免耗伤肺气，配合下述紫参散则疗效更佳。

（2）马兜铃丸

若多年喘嗽不止，以马兜铃丸治之，大有神效。药用半夏（汤泡七次，焙）、马兜铃（去土）、杏仁（去皮尖，麸炒）各一两，巴豆（研，去皮油）二十粒，上除巴豆、杏仁另研外，余为细末，用皂角熬膏子，为丸如梧子大，雄黄为衣，每服七丸，临卧煎乌梅汤送下，以利为度。

（3）紫参散

病人若形寒饮冷伤肺，临床表现为咳嗽喘促促，痰涎，胸膈不利，不得安卧，治以紫参散。药用五味子、紫参、甘草（炙）、麻黄（去节）、桔梗各五钱，御米壳（去顶，蜜炒黄色）二两，上六味为末，每服四钱匕，入白汤点服，嗽住止后服。

（4）九仙散

罗天益于河中府姜管勾处得太医王子昭传九仙散，认为其治一切咳嗽甚效。方用人参、款冬花、桑白皮、桔梗、五味子、阿胶、乌梅各一两，贝母半两，御米壳（去顶，蜜炒黄）八两，上为末，每服三钱，白汤点服，嗽住止后服。

（5）人参蛤蚧散

患若咳嗽气喘，二三年间不止，咯唾脓血，满面生疮，遍身黄肿，罗天益治以人参蛤蚧散。方用蛤蚧（河水浸五宿，逐日换水，洗去腥，酥炙黄色）一对全者，杏仁（去皮尖，炒）、甘草（炙）各五两，知母、桑白皮、人参、茯苓（去皮）、贝母各二两，上八味为末，净瓷合子内盛，每日用如茶点服。罗天益认为此方神效，可使经久不愈之咳喘咯血永除。

（6）人参清肺汤

如病人肺脏不清，咳嗽喘急，以及肺痿劳嗽，则以人参清肺汤治之。方用人参、阿胶、地骨皮、杏仁、知母、桑白皮、乌梅、甘草、罂粟壳。上等份，咬咀，每服三钱，水一盏半，乌梅、枣子各一个，同煎至一盏，去渣，食后临卧服。

（7）人参款花膏、安肺散

对于久新一切咳嗽，罗天益以人参款花膏治之。即人参、款冬花、五味子、紫菀、桑白皮（各一两）。上五味为末，蜜丸如鸡头大，每服一丸，食后细嚼淡姜汤下，或含化亦得。安肺散亦可治之，药以麻黄（不去节）二两，甘草（炒）一两，御米壳（去顶，炒黄）四两，上为末，每服三钱，水一盏，乌梅一个，煎至七分，去渣，临卧温服。

（8）紫苏半夏汤

咳嗽气喘，痰涎不利，寒热往来，则治之以紫苏半夏汤。方用紫菀茸、紫苏、半夏（泡）各五钱，杏仁（炒黄色，去皮尖）一两，陈皮、五味子各五钱，桑白皮二两半，上为粗末，入杏仁一两，去皮尖麸炒匀，每服三钱，水一盏半，姜三片，煎至一盏，去渣温服，日三服。

（9）款花清肺散

咳嗽喘促，胸膈不利，不得安卧，治以款花清肺散。方用人参、甘草（炙）、甜葶苈（生）、白矾（枯）、款冬花各一两，御米壳（醋炒）四两，上为末，每服二钱，一方加乌梅一两、去核，食后温米饮调下。罗天益强调服后忌油腻物，谨防多言语损气。

（10）人参理肺散

喘嗽不止，以人参理肺散治之，麻黄（去节，炒黄）、木香、当归各一两，人参（去芦）二两，杏仁（麸炒）二两，御米壳（去顶，炒）三两，上六味为末，每服四钱，水一盏半，煎至一盏，去渣，食后温服。

（11）紫团参丸、团参散

若肺气虚，临床表现为咳嗽喘急，胸膈痞痛，短气噎闷，下焦不利，脚膝微肿，应以紫团参丸治之。方用蛤蚧（酥炙）一对，人参二钱半，白牵牛（炒）、木香、甜葶苈（炒）、苦葶苈各半两，槟榔一钱。上为末，用枣肉为丸如桐子大，每服四十丸，食后煎人参汤送下。若肺气咳嗽，上喘不利，则又当以团参散治之。即紫团参、款冬花、紫菀茸各等份，上为末，每服二钱，水一盏，乌梅一个，煎至七分，去渣，食后温服。

（12）人参半夏丸

若因痰涎壅盛，致咳嗽气喘，治以人参半夏丸。方用人参、茯苓（去皮）、南星、薄荷各半两，寒水石、白矾（生）、半夏、姜屑各一两，蛤粉二两，藿香二钱半，上为末，水面糊为丸，桐子大，每服三十丸，食后姜汤送下，日三服，温水送亦得。罗天益认为本方功擅化痰坠涎，止嗽定喘。还可治疗风痰食痰，一切痰逆呕吐，痰厥头痛，或风气偏正头痛，或风壅头目昏，或耳鸣、鼻塞、咽干、胸膈不利等症。

（13）金珠化痰丸、人参清镇丸

痰热所致咳嗽，治以金珠化痰丸。方用皂荚仁（炒黄）、天竺黄、白矾（枯，过）各一两，半夏（汤洗七次，用生姜二两洗，刮去皮，同半夏捣细作饼子，炙微黄）四两，生龙脑半两，辰砂二两，金箔二十片为衣，上为末，姜汁糊为丸，梧子大，每服十丸至二十丸，食后姜汤下，临卧服。人参清镇丸亦具有清热止嗽，消痰定喘之效，同样可用于痰热咳嗽，方用人参、柴胡各一两，黄芩、半夏、甘草（炙）各七钱，麦门冬、青黛各三钱，陈皮二钱，五味子十三个。上为末，面糊丸桐子大，每服三十丸，食后温白汤送下。

（14）化痰玉壶丸

治风痰吐逆咳嗽，用化痰玉壶丸。方用生南星、生半夏各一两，天麻半两，头白面三两，上为细末，滴水为丸梧子大，每服三十丸，用水一大盏，先煎令沸，下药煮五七沸，候药浮即漉出，放温，别用姜汤下，不拘时候。

（15）大利膈丸

若风热痰实，咳嗽喘满，风气上攻，则用大利膈丸，即牵牛（生用）四两，半夏、皂角（酥炙）、青皮各二两，槐角（炒）一两，木香半两，上六味为末，生姜汁糊和丸桐子大，每服五十丸，食后生姜汤送下。如风胜痰实，胸膈痞满，及喘满咳嗽，则改用槐角利膈丸治之，牵牛一两半，皂角（酥炙）一两，槐角（炒）、半夏各五钱，共为末，生姜汁打糊丸，桐子大，每服三五十丸，食后生姜汤送下。

2. 咳血

（1）大阿胶丸

治咳嗽并嗽血、唾血，应用大阿胶丸神效。方药：阿胶（锉碎炒）、卷柏（去土）、生地黄、大蓟（独根者，日干）、干山药、五味子、薄荷各一两，柏子仁、人参、远志、百部、麦门冬、茯苓（去皮）、防风各半两，熟地黄一两，上十五味，为末，炼蜜为丸如弹子大，不拘时候，浓煎小麦并麦门冬汤，嚼下半丸，加至一丸。若觉气虚，空心不可服此方。

（2）恩袍散

治咯血、吐血、唾血及治烦躁，用恩袍散：生蒲黄、干荷叶（等份）。

上为末，每服三钱，浓煎桑白皮汤，食后放温调下。

（3）地血散

对于一切吐血、唾血，可以地血散治之。方用茜根四两，大豆、黄药子、甘草各二两，上为末，每服二钱，新汲水调下，加人参二两，治痰嗽有血。本方能解一切毒及治诸热烦躁。

（4）五味黄芪散

因咳嗽咯血成劳，症见眼睛疼，四肢困倦，脚膝无力者，以五味黄芪散治之。方用黄芪、麦门冬、熟地黄、桔梗各五钱，甘草二钱半，白芍药、五味子各二钱，人参三钱。上为粗末，每服四钱，水一盏半，煎七分，去渣，温服，日三服。

3. 气喘

喘证虽然也会兼见咳嗽，但以喘息不能平卧为主，临床表现为呼吸困难，甚则张口抬肩、鼻翼扇动、不能平卧，是多种急、慢性疾病的一个症状。咳嗽日久不愈，可转变为喘证。罗天益指出："且盛而为喘者，非肺气盛也，喘为气有余者，亦非肺气有余也。气盛当认作气衰，有余当认作不足，肺气果盛又为有余，当清肃下行而不喘。以火入于肺，衰与不足而为喘焉。故言盛者非言肺气盛也，言肺中之火盛；言有余者，非言肺气有余也，言肺中之火有余也，故泻肺用苦寒之剂者，非泻肺也，泻肺中之火，实补肺气也，用者不可不知。"由此可见，罗天益治喘，着眼于泻肺中之火，补肺气不足。

如因饮酒吃湩乳过度，遂病腹胀喘满，声闻舍外，不得安卧，大小便涩滞，投以他自己创制的平气散。方用青皮（去白）、鸡心槟榔各三钱，大黄七钱，陈皮（去白）五钱，白牵牛（半生半炒，取头末一半二两）为末，每服三钱，煎生姜汤一盏调下，无时一服减半，再服喘愈。

如只有胸膈不利，烦热口干，时时咳嗽，以加减泻白散治之，知母、陈皮（去白）各五钱，桑白皮一两，桔梗、地骨皮各五钱，青皮（去白）、甘草、黄芩各三钱，上㕮咀，每服五钱，水二盏，煎至一盏，去渣，食后温服，数服良愈。

另外，罗天益认为定喘饼子平喘，累经神验，药以芫花（醋浸一宿，炒）、桑白皮、吴茱萸（炒）、陈皮（去白）各一两，寒食面三两，马兜铃一两，白牵牛（半生半炒，取净末二两）三两，上为末，入牵牛末和匀，滴水和如樱桃大，捏作饼子，取热灰半碗，于铫内同炒饼子热，每服一饼，临卧烂嚼，马兜铃汤送下。如心头不快，加一饼或二饼，至明，微利下。是方神效，但孕妇不可服，应谨记之。

尽管咳嗽可伴有咯痰，但痰邪致病范围更广，且因痰引起症状不一，故治当有别，现归结如下：

（1）皂角化痰丸

治劳风心脾壅滞，痰涎盛多，喉中不利，涕唾稠黏，嗌塞吐逆，不思饮食，或时昏愦，用皂角化痰丸。人参（去芦）、赤茯苓（去皮）、白矾（枯）、半夏（泡，七次）、白附子（炮）、南星（泡）各一两，枳壳（炒）二两，皂角木白皮（酥炙）一两，上为末，生姜自然汁打糊为丸，如桐子大，每服二十丸，姜汤送下，不拘时。

（2）透罗丹

罗天益对于痰实咳嗽，胸肺不利者，以太医王子礼所传透罗丹治之。皂角（酥炙，去皮弦）、黑牵牛（炒）、半夏、大黄（湿纸包，煨焙）、杏仁（去皮尖，麸炒）各一两，巴豆（去油，另研）一钱，上六味为末，生姜自然汁丸桐子大，姜汤送下三十丸，咳嗽甚者，三四服必效。该方得之于西夏，下痰甚快，以透罗名者，谓脱罗网之患也。

（3）全真丸（保安丸）

治手足浮肿，或顽痹不仁，痰涎不利，涕唾稠黏，胸膈痞闷，腹胁胀满，减食嗜卧，困倦无力，凡所内伤者，宜全真丸。即大黄（米泔浸三日，逐日换水，焙干为末，一法以酒浸透，切片焙干为末）三两，黑牵牛（净，轻炒四两，生用四两，同取头末四两）八两，上两味以皂角二两轻炒去皮子，水一大碗，浸一宿，入萝卜一两切片，同皂角一处熬至半碗，去渣再熬至二盏，投药末，丸桐子大，每服二三十丸至五十丸，诸般饮下，无时。该方具有洗涤肠垢，润燥利涩之功，凡风毒攻疰，五脏积热并宜服之。金朝兴定年间，宣宗赐名保安丸。

（4）涤痰丸

治咳唾稠黏，面赤体倦，宜用涤痰丸。方以木香二钱，槟榔、京三棱各半两，陈皮、青皮、枳壳各三钱，半夏（制）半两，大黄各一两，黑牵牛（炒）二两，为细末，面糊丸桐子大，每服三十丸，食远，姜汤下。该方能下痰饮，消食，利胸膈满。亦治三焦气涩，常服能化痰宽膈。

（5）木香半夏丸

治痰涎上壅，心胸不利，宜木香半夏丸。木香七钱半，人参、白附子、姜屑、陈皮、草豆蔻、白茯苓各五钱，半夏一两，上为细末，糊丸桐子大，每服三五十丸，姜汤下。常服消痰饮，宽胸膈。

（6）太白丹

治三焦气涩，破饮除痰，止嗽开胃，宜太白丹。方用半夏、南星（炮）、寒水石（煅）、干姜、白附子（炮）、白矾（枯）各等份，上为末，糊丸如桐子大，每服三十丸，温姜汤下。

（7）桔梗汤

除痰下气，宜桔梗汤。药用桔梗（微炒）、半夏（姜制）、陈皮（去白）各十两，枳实（炒黄）五两，上㕮咀，每服二钱，水一盏，生姜三片，同煎至七分，去渣温服，不拘时。

（六）泻痢证治

泻痢本为古病名，原指泄泻。但罗天益在《卫生宝鉴》中所论泻痢实则包括了泄泻、痢疾和霍乱吐利。泄泻是以排便次数增多，粪质稀薄或完谷不化，甚至泻出如水样为主症的病证，古有将大便溏薄而势缓者称为泄，大便清稀如水而势急者称为泻，现临床一般统称泄泻。痢疾，古称肠澼、滞下，是以发热、腹痛、里急后重、大便脓血为主要症状的疾病，具有传染性。而霍乱则是一种猝然发病，以上吐下泻为主要特征的急性胃肠疾病。三病虽然不同，但均有下利症状，故罗天益以泻痢统而论之。

1. 泻痢的病因病机

罗天益治疗泻痢，大抵从风湿热论之，认为寒少热多。寒则不能久也，故曰暴泄非阴，久泄非阳。亦即泻痢种类虽多，论其性质，久泄为寒，暴泄为热，但总属热多寒少。同时罗天益认为还应结合时令分析该病的病因病机，其认为泻痢的形成多由春行秋令，克制肝木，使木郁化火，至夏得心火相助而克伐脾土，致脾虚而泄。轻则为飧泄，重则是肠腑血败，便下脓血，故其因均属火热之邪为患。

2. 泻痢的治则治法

罗天益对泻痢的论治，实质上是传承了《内经》的思想，体现出对脾胃学说的发展，不仅重视补脾升阳，同时还重视清热泄实。他认为泻痢之治，当尊经典，宜以补、泄、和、止为主，同时还应据证灵活运用温法、汗法、涌吐、疏利、除湿、祛风等法。如其在《卫生宝鉴·卷十六·泄痢门》指出："在外者发之，在内者下之，在上者涌之，在下者竭之，身表热者内疏之，小便涩者分利之。又曰：盛者和之，去者送之，过者止之。"罗天益还形象比喻治泄如用兵，当避其来锐，击其惰归。

（1）补法

春伤于风，夏为飧泄，此逆四时之气，致太阴脾经受湿，而为水泄虚滑,身重微满,不知谷味。故罗天益认为春病泻痢,多为脾湿,治用补法,方如益黄散。

（2）泄法

夏季泻痢,多为火热之邪克伐脾土,故宜泄其火,即实则泄其子。若病证较轻方选黄芩芍药汤;如火热内蕴肠腑较重,血败肉腐,便溲脓血,则以重剂大黄汤下肠腑火热之气,便血自止。

（3）和法

邪气内陷肠腑,气机不和而痛,宜用和法,方选芍药汤。

（4）止法

若先利而后滑,此皆脾土受湿,罗天益认为口食味,鼻食气,从鼻而入,留积于脾而为水泄。治宜止法,方用诃子汤治之。

（5）温法

罗天益认为如有暴下无声,身冷自汗,小便清利,大便不禁,气难布息,脉微,呕吐,急以重药温之,宜用浆水散。

（6）汗法

如有表邪缩于内,当散表邪而自愈,宜麻黄汤、小续命汤。

总而言之,罗天益对泻痢的论治,尊崇经典,重视辨证,治法灵活。正如其在《卫生宝鉴·卷十六·泄痢门》中所云:"后重者宜下,腹痛者当和,身重者除湿,脉弦者祛风。脓血稠黏者,以重药竭之;身冷自汗者,以热药温之;风邪内缩者,宜汗之则愈;鹜溏为痢,当温之而已。"

3. 泻痢的预后

罗天益不仅论述了泻痢的病因、性质和治法,而且对泻痢预后也有精确论述。如他指出若先利而后滑,谓之微邪,故易痊也。久则防变而为脓血,此是脾经传受于肾,谓之贼邪,故难愈也。有厥阴经动,下痢不止,其脉沉而迟,手足厥逆,脓血稠黏,此为难治。

4. 治泄经验总结

（1）泄泻

①泄痢腹痛

若患泄痢腹痛，后重身热，久不愈，脉洪疾者，以芍药黄芩汤治之。药用黄芩、芍药各一两、甘草半两。上㕮咀，每服半两，水一盏半，煎至一盏，去渣温服，不拘时。本方亦治下痢、脓血稠黏。

②久泄

如泻痢久不愈，脓血稠黏，里急后重，日夜无度，以大黄汤治之。即大黄一两，锉碎，好酒二大盏，浸半日许，再同煎至一半，去渣，将酒分作二服，顿服之。痢止勿服，如未止再服，取利为度。后服芍药汤和之，即芍药一两，当归、黄连、黄芩各半两，大黄三钱，肉桂二钱半，甘草、槟榔各二钱，木香一钱。上九味，㕮咀，每服五钱，水二盏，煎至一盏，去渣，温服。如痢不减，渐加大黄，食后服。如便后脏毒，加黄柏半两。本方行血调气。服上药痢疾虽除，更宜调和以彻其毒，故再服白术黄芩汤，方用白术一两，黄芩七钱，甘草三钱。上三味，㕮咀，作三服，水一盏半，煎至一盏，温服。

③暴泄

如患者暴泄如水，周身汗自出，一身尽冷，脉微而弱，气少不能语，甚者加吐，此为急病，急以重药温之，宜用浆水散。半夏（泡）二两，附子（炮）、官桂、干姜（炮）、甘草（炙）各五钱，良姜二钱半。上六味为末，每服三五钱，浆水二盏，煎至一盏，和渣热服，甚者三四服，微者一二服。

④鹜溏

如太阳经伤动，传太阴下痢为鹜溏，大肠不能禁固，卒然而下，下成小油光色，其中或有硬物，欲起而又下，欲了而不了，小便多清，此寒也，宜温之，春夏宜桂枝汤：桂枝、白术、芍药各五钱，甘草（炙）二钱。上四味，㕮咀，每服五钱，水一盏，煎七分，去渣温服。秋冬宜白术汤：白术、芍药各三钱，干姜（炮）五钱，甘草（炙）二钱。上四味为粗散，如前煎，甚者去干姜，加附子三钱，辛以发散。

⑤溢饮

罗天益认为水渍入胃，名为溢饮，实乃仲景所谓之痰饮。其临床表现为滑泄，渴能饮水，水下复泄，泄而大渴。仲景主张以温药和之，但罗天益提出此病当灸大椎。大椎一穴，在第一椎下陷中，为手足三阳督脉之会，针五分，注意手法补泻。充分体现了罗天益治脾胃善用灸法扶持阳气的思想。

⑥濡泄

湿盛则濡泻，罗天益认为脾为五脏之至阴，其性恶寒湿。若寒湿之气内客于脾，故不能裨助胃气，腐熟水谷，致清浊不分，水入肠间，虚莫能制，故洞泄如水，随气而下，谓之濡泄。法当除湿利小便，对金饮子主之。方用平胃散五钱，五苓散二钱半，草豆蔻（面裹煨）五钱，相合作四服，水一盏半，姜三片，枣两个，煎一盏，去渣，温服食前。

⑦飧泄

罗天益认为，脾胃其气冲和，主运化。清气下降而不升，则风邪久而干胃，是木克土，故冲和之气不能化，泻下完谷不化之物，则为飧泄。或饮食太过，肠胃所伤，亦致米谷不化，此俗称水谷利。法当下者举之而消克之，以加减木香散主之。药用木香、良姜、升麻（去腐）、人参（去芦）、槟榔各二钱半，神曲（炒）二钱，肉豆蔻、吴茱萸（泡）、缩砂仁、干姜（炮）、陈皮各半钱，上十一味为粗末，每服四钱，水一盏半，煎至一盏，去渣，食前温服，宜加白术。

（2）痢疾

痢疾以里急后重，便脓血为主。罗天益认为太阴主泻，少阴主痢，是先泄而亡津液，火就燥，肾恶燥，居下焦血分，其受邪者，故便脓血。然青白为寒，赤黄为热，宜须分辨。治热以坚中丸、豆蔻香连丸；治寒以白胶香散；或多热少寒，水煮木香膏，虚滑频数，宜止滑，宜养脏汤。如病气大退，正气未复，当补脾。如泻痢止，脾胃虚，难任饮食，不可一概用克伐之剂。若补养其脾，胃气足，自然能饮食，宜钱氏方异功散。如果喜嗜饮食太过，有伤脾胃，而心腹痞满，呕逆恶心，则不拘此例，当权衡使用橘皮枳术丸，一服得快，勿再服。若饮食调节无伤，则胃气和平矣。

同时罗天益主张治痢应顺四时用药，如他在《卫生宝鉴·卷十六·泄痢门》中提出："溲而便脓血者，小肠泄也。脉若五至以上洪大者，宜以七宣丸；脉平和者，立秋至春分宜香连丸，春分至立秋宜芍药柏皮丸（芍药、黄柏各等份为末，醋糊丸如桐子大，每服五七十丸，食前温米饮送下）。四时皆宜加减平胃散（见下），去其余邪，兼平胃气。"现将罗天益临床治痢归结如下。

①滑泄注下

如脾胃受湿，与热相合，致使湿热内蕴，滑泄注下。治当清热去湿，方用坚中丸。药以黄连（去须）、黄柏、赤茯苓（去皮）、泽泻、白术各一两，陈皮、肉豆蔻、人参、白芍药、官桂、半夏曲各半两，为末，汤浸蒸饼丸如桐子大，每服五七十丸，食前温米饮送下。

②下痢赤白

如肠胃虚弱，冷热不调，脏腑受寒，下痢赤白，或便脓血，有如鱼脑，里急后重，脐腹病痛，日夜无度，胸膈痞闭，胁肋胀满，全不思食，及治脱肛坠下，酒毒便血。治用纯阳真人养脏汤，人参、当归、白术各六钱，官桂、甘草各八钱，肉豆蔻半两，木香一两六钱，诃子一两二钱，白芍药一两六钱，罂粟壳三两六钱，上㕮咀，每服四钱，水一盏半，煎至八分，去渣食前温服。如病久不愈，则以圣饼子治之，药用淀粉、密陀僧、舶上硫黄各三钱，黄丹二钱，轻粉（少许）为末，入白面四钱匕，滴水丸如指头大，捻成饼，阴干，食前温浆水磨下，大便黑色为效。此方得自高仲宽处，罗天益认为用之多验。若肠胃虚弱，冷气乘之，脐腹搅痛，下痢赤白者，则以桃花丸治之。赤石脂、干姜（炮）各等份，上为末，面糊丸桐子大，每服三十丸，温米饮下，空心食前，日三服。本方亦治噤口痢，梨一枚去心，入好蜜一匙，煨过食，多验。

③脏腑滑泄

若脾胃受湿，脏腑滑泄，腹中疼痛，日夜无度，肠鸣水声，不思饮食，每欲痢时，里急后重，或下赤白，或便脓血，皆以水煮木香膏治之。方用御米壳（蜜水浸湿，炒黄）六两，乳香（研）、肉豆蔻、缩砂各一两半，当归、白芍药、木香、丁香、诃子皮、藿香、黄连（去须）、青皮（去白）各一两，干姜（炮）半两，甘草（炙）、厚朴（姜制）、陈皮各一两，枳实（麸炒）半两，上十七味为细末，炼蜜丸如弹子大，每服一丸，水一盏，枣一枚擘开，煎至七分，和渣，稍热，食前服。而鞠劳丸除治脏腑滑泻外，尚可治中风或中风湿，药用附子、芎劳、白术、神曲四味各等份为末，面糊丸如桐子大，每服三五十丸，温米饮送下。罗天益指出此药亦治飧泄甚妙。

④诸泻痢

罗天益认为对于一切泻痢，无问脓血相杂，里急后重，窘痛，日夜无度，均予白术安胃散。御米壳（去顶带，蜜拌炒）三两，茯苓（去皮）、车前子、白术各一两，乌梅肉、五味子各半两，上六味为粗末，每服五钱，水二盏，煎至一盏，去渣，空心温服之。亦可治小肠气痛，妇人脐下虚冷，并产后儿枕块痛，还治产后虚弱，寒热不止者。

阿胶梅连丸治下痢，亦无问久新、赤白、青黑、疼痛诸证，方用阿胶（净草灰炒透，研，如研不细者，再炒研细尽）、乌梅肉（炒）、黄连、黄柏

（炒）、赤芍药、当归（炒）、赤茯苓（去皮）、干姜（炮）各等份，上八味为末，入阿胶末和匀，水丸如桐子大，每服十丸，食前温米饮送下。

⑤滑肠久泻

若脾胃虚寒，滑肠久泻，脐腹疼痛无休止时，以南白胶香散治之。药用御米壳（醋炒）四两，龙骨、南白胶香各三两，甘草（炙）七钱，干姜（炮）半两，上五味为粗末，每服五钱，水一盏半，煎至一盏，去渣，温服，食前，忌冷物伤胃。

⑥沉寒涸冷泄痢

如因沉寒涸冷致泄痢，伴腹痛后重，罗天益以豆蔻燥肠丸治之。方用附子（炮，去皮）、赤石脂各一两，舶上硫黄、良姜（切炒）、肉豆蔻、干姜（炮）各半两。上六味为末，醋糊丸如桐子大，每服三十丸，食前米汤下，忌生冷硬物及油腻物。陈曲丸亦具有磨积止泻痢之功，也治腹中冷疼，药用陈曲一两半，官桂、人参、干姜、白术、当归、甘草（炙）、厚朴各半两。上八味为末，炼蜜丸如桐子大，每服三五十丸，食前温酒或淡醋汤服下，日二服。治冷极泄泻久作，滑肠不禁，不思饮食，罗天益认为以玉粉散服之神效。药用红豆（拣净）、大附子（炮，去皮脐）、干姜（炮）各半两，舶上硫黄（另研）二钱半。上四味为末，入研药匀，每服二钱，空心半稀半稠粟米饮下，至晚又一服，重者十服必效，轻者三五服则安。

⑦脓血痢

若患脓血痢，撮痛，里急后重，罗天益以玉粉丹治之。此方能逐化虚中积，止脓血痢。药用淀粉半两，粉霜三钱，延胡三钱，腻粉一钱，石燕子一个半，上先杵石燕、延胡为末，入乳钵内，共粉霜等一处，研如粉，鸡蛋清丸如豌豆大。每服三丸至五丸，食前临卧温米饮下，不论老弱妊妇产人，皆可服之。粥饮下五丸，或另丸一等麻子大。量小儿大小，夜卧温米饮下五七丸，渐服十丸，忌油腻黏滑冷硬等物。

⑧积滞下痢

如积滞不行导致下痢势恶，频并窘痛，或久不愈，痞闷积滞，诸药不止，当须吐下之，以祛除湿热，方用玄青丸。牵牛（头末）二两，青黛一两，黄连、黄柏、大黄、甘遂、芫花（醋拌炒）、大戟各半两，轻粉二钱，上九味为末，研匀，水丸小豆大，初服十丸，再服加十丸，空心日、午、临卧三服，以快利为度。后常服十五丸，数日后得食力，痢病未瘥者，徐加，再取利，利后却常服，以意消息，病去为度，后随证止之。小儿丸如黍米大，退惊疳积热，不须下者，常服十丸。本方兼宣利积热，故亦可治酒食积，黄瘦中满，水气肿，腹胀，兼治小儿惊疳、积热、乳癖等证。

⑨血痢

久下血则脾胃虚损，而血不流于四肢，却入于胃中而为血痢，治血痢宜服加减平胃散以滋养脾胃，药用木香、槟榔各三钱，白术、厚朴（制）、陈皮各一两，甘草七钱，人参、黄连、白茯苓、阿胶（炒）、桃仁各半两，上十一味为末，每服五钱，水二盏，生姜三片，枣子一个，煎至一盏，去渣，温服无时。临证若血多加桃仁；若气不下，后重，加槟榔、木香；脓多加阿胶；腹痛加官桂、芍药、甘草；湿多加白术；脉洪大加大黄；热泄加黄连；小便涩加茯苓、泽泻。

⑩休息痢

休息痢日夜无度，腥臭不可近，脐腹撮痛，诸药不效者，以诃黎勒丸治之。诃子（去核）半两，母丁香三十个，椿根白皮一两，上为末，醋糊丸如桐子大，每服五十丸，空心食前陈米饮送下。

⑪时暑暴泻

若患者伤于时暑，以致暴泻，或为饮食所伤，胸膈痞闷，则以曲术丸壮脾温胃。药用神曲（炒）、苍术（泔浸一宿，炒），各等份为细末，面糊丸桐子大，每服三十丸，温米饮下，不拘时。

⑫水谷不化

若风冷虚气，入客肠胃，致水谷不化，泄泻注下，腹痛虚满，肠鸣疼痛，治以胃风汤。即白术、川芎、白芍药、人参、当归、官桂、茯苓各等份，上七味，锉，每服二钱，水一盏，粟米百粒，同煎至七分，热服，空心食前，量小儿加减服之。本方亦治肠胃湿毒，下如豆汁，或下瘀血。

⑬肠癖下血

治肠癖下血，及湿毒下血，罗天益用当归和血散。药用升麻、当归身各一钱，槐花、青皮、熟地黄、白术各六分，川芎、荆芥各四钱，上八味为末，每服二钱，清米饮调下，空心食前。

（3）霍乱吐利

霍乱是一种发病突然，以顷刻之间上吐下泻、挥霍缭乱为主要表现的急性胃肠疾病。关于霍乱的治疗，罗天益结合季节、症状、乱服药物等提出了具体治疗方药。

若呕吐而利、热多而渴者，用五苓散。寒多不饮水者，用理中丸。若夏月中暑霍乱，上吐下利，心腹撮痛，大渴烦躁，四肢逆冷，冷汗自出，两脚转筋，宜服香薷散，置井中沉冷，顿服乃效。药用厚朴二两，黄连二两，二味入生姜四两，拌炒令黄色，香薷一两半，上三味为末，每服三钱，水一盏，酒半盏，同煎至七分，去渣，新汲水频换，浸令极冷，顿服之，药冷则效速也。

若霍乱后服热药太多者，宜服增损缩脾饮以解热躁，除烦渴，消暑毒，止吐利，药用草果、乌梅、缩砂、甘草各四两，干葛二两。上㕮咀，每服五钱，水一碗，生姜十片，煎至八分，水浸令极冷，旋旋服之。

如霍乱转筋，吐利不止，半夏汤治之。方用茯苓、白术、半夏曲各十两，甘草二钱半、淡味桂（桂心）一钱半。上为末，渴者凉水调下，不渴者大温水调下三钱。

若冒暑及饮食所伤，致湿热内盛，霍乱吐泻，转筋急痛，腹满闷，治以桂苓白术散。茯苓去皮、白术、肉桂各半两，甘草、泽泻、石膏各一两，滑石二两，寒水石一两。上八味为末，热汤调下三钱。喜冷，新汲水调姜汤亦得，小儿服一钱，此方亦治小儿吐泻惊风。

以恶寒发热呕吐为主，则以桂苓甘露饮治之。官桂、霍香、人参各半两，木香一分，茯苓、白术、甘草、泽泻、葛根、石膏、寒水石各一两，滑石二两。上十二味为末，每服二钱，白汤调下，新汲水或姜汤亦得。该方除湿润燥，治痰涎，止咳嗽，调脏腑，令人遍身气溢宣平，亦可治水肿泄利。

此外，罗天益还指出治疗霍乱吐泻，也可选用宣明益元散与附录圣惠方，宣明益元散，又名天水散，即滑石六两、炙甘草一两，上为末，每服三钱，蜜少许，温水调下，日三服，新汲水亦得，欲解肌发汗者，煎葱白豆豉汤调；附录圣惠方，以厚朴一味为末，新汲水调下二钱，无时服用。

（七）黄疸证治

罗天益继承了张仲景辨治黄疸的思想，但在具体的论述中，以阳黄和阴黄为纲领，对于仲景名方进行加减化裁。

1. 谷疸

症见恶寒发热，不欲饮食，食即头眩，心胸不安，久久发黄。治以茵陈蒿汤，方用茵陈蒿六两，大黄三两，栀子（擘）十四个，上三味，咬咀，水一斗二升，煮茵陈，减一半，纳二味，煮至三升，去渣，分温三服，小便利，溺如皂荚色汁，状正赤，壹宿腹减，则黄从小便去。

若表现为心下痞满，四肢困倦，身目俱黄，心神烦乱，怔忡不安，兀兀欲吐，口生恶味，饮食迟化，时下完谷，罗天益则以茯苓栀子茵陈汤治之。药用茵陈叶一钱，茯苓（去皮）五分，栀子仁、苍术（去皮炒）、白术各三钱，黄芩（生）六分，黄连（去须）、枳实（麸炒）、猪苓（去皮）、泽泻、陈皮、汉防己各二分，青皮（去白）一分，上十三味，咬咀，作一服，用长流水三盏，煎至一盏，去渣，食前温服。

2. 女劳疸

病人日晡所发热，而反恶寒，膀胱急，小腹满，一身尽黄，额上黑，足下热，因作黑疸，其腹胀如水状，大便必黑或时溏，以硝石矾石散治疗。药用硝石、矾石（烧）各等份为末，以大麦面粥和，服方寸匕，日三服，病随大小便去。大便正黑，小便黄是其候。

3. 酒疸

症见心中懊侬，或热痛，宜服栀子大黄汤。药用栀子（擘）十四个，枳实（炙）五枚，豆豉（绵裹）一升，大黄一两，上咬咀，以水六升，煮取二升，去渣，分温三服。

4. 湿重发黄

治用茵陈五苓散，即五苓散（五分）、茵陈蒿末（十分）和匀，先食饮服方寸匕，日三服。

5. 黄病腹满

若发黄腹满，小便不利而赤，自汗出，此表和里实，当下，治以大黄硝石汤。大黄、黄柏、硝石各四两，栀子十四个，咬咀，水六升，煮取二升去渣，纳硝石，煮一升，顿服。

如黄疸伴大小便秘涩壅热，以黄连散治疗，药用川大黄（好醋拌炒）、黄连各二两，甘草（炙）、黄芩各一两，四味为末，每服二钱，食后温水调下，日三服。

若黄疸遍身如金色，以搐鼻瓜蒂散治疗。方用瓜蒂十四个，母丁香一个，黍米四十九个，先将瓜蒂为细末，次入二味同碾，罗为末。每于夜卧，令病人先含水一口，两鼻孔内搐入半字以下，吐了水便睡。至半夜或明日，取下黄水，旋用熟帛搵了，直候取水定，便服前黄连散，病轻五日见效，重者半月取效。

6. 食劳疳黄

食劳黄为脾积之俗称,《儒门事亲·卷三》指出:"脾之积,名曰痞气。在胃脘,覆大如盘,久不已,令人四肢不收,发黄疸,饮食不为肌肤,俗呼为食劳黄也。"若食劳所致面黄虚肿,痃癖气块,治以胆矾丸。即胆矾(无石者)三钱,黄蜡二两,青州肥枣五十个,上以砂锅或石器内,用头醋三升,先下胆矾,共枣子慢火熬半日,取出枣子去核,次下蜡二两,再慢火熬一二时辰如膏,入好蜡茶二两,同和为丸桐子大。每服二十丸,茶清下,日三服,食后服,如久年肠风痔疾,陈米饮下,日三服,一月见效。

如食劳黄、目黄、身黄者,罗天益则治以枣矾丸,即皂矾(不以多少,沙锅子木炭烧通赤,用米醋内点之赤红)为末,枣肉丸如桐子大,每服二三十丸,食后服,生姜汤下。

7. 湿热具盛发黄

表现为寒热呕吐,渴欲饮冷,身体面目俱黄,小便不利,全不食不得卧,治以茯苓渗湿汤。方用茵陈六分、白茯苓五分、木猪苓、泽泻各三分、黄连、黄芩(生)、栀子、汉防己、白术、苍术、陈皮、青皮各二分。上十二味,㕮咀,作一服,水二盏,煎至一盏,去渣,温服,空心食前。

总之,罗天益对黄疸的论述主要是在继承前人的基础上有所发展,其最大贡献是在黄疸的分类上,他执简驭繁地分为阳黄与阴黄两类,从而使黄疸的辨证施治简单明确、行之有效。而在论治方面,其主要遵从张仲景《金匮要略》之法,但也补充了黄连散、搐鼻瓜蒂散、茯苓栀子茵陈汤、茯苓渗湿汤、胆矾丸、枣矾丸、五疸丸等,大大丰富了对黄疸的论治。

二、妇人病诊治

罗天益辨治妇人病的学术思想是对其师李东垣先生脾胃论思想在妇科的运用和发展，主要体现在《卫生宝鉴·名方类聚·妇人门》中，可概括为调经重视气血、治崩漏带下重视升阳，产后调理重视荣卫，诸药不及配以针灸，妊娠养胎善用单味药，寡妇妻妾治当有别等几个方面。

（一）月经病

罗天益认为妇人以血为主，故治妇人月经诸疾，当重视调补气血，脾胃为气血生化之源，调补气血一定要注意顾护脾胃，经常应用健脾益气之人参、白术。同时，罗天益倍加推崇调经补血的名方四物汤，对该方的临床加减运用进行了详细论述，如其以四物汤加减治疗胎前产后腹痛，及月事不调，或亡血去多，或恶露不下等妇人一切疾证。方取当归、白芍、熟地黄、川芎各二两。㕮咀，每服四钱，水一盏半，煎至八分，去渣，带热服，日进二服三服。平常产乳，服至三周，如虚弱者，至一月止。妊妇下血，加阿胶末一钱，艾叶五七片。因虚致血热，热与血搏，口干欲饮水，加麦门冬三分，栝蒌根一两。血崩，加地黄、蒲黄各一两。恶露不下，腹中刺痛，加当归、白芍药各一分。因热生风，加川芎一分、柴胡半两。身热脉躁，头昏项强，加柴胡、黄芩各半两。秘涩，加大黄半两炒、桃仁一分。滑泄，加附子、官桂各一分。呕吐，加人参、白术各半两。发寒热，加干姜、芍药、牡丹皮各一分。腹胀，加厚朴、枳实各一分。虚烦不得眠，加人参、竹叶各一分。烦躁大渴，加知母、石膏各半两。水停心下吐逆，加猪苓、茯苓、防己各二分。寒热类伤寒，加人参、柴胡、防风各三分。妇人血积，加三棱、蓬术、桂枝、干漆炒，共等份。

另外，对于其他经期疾病，罗天益也以方证对照的形式进行了论述，供后学者借鉴，现归结如下。

1. 闭经

对于妇人经血不调之血积证，罗天益强调以养血活血为主，方选增损四物汤或当归丸。增损四物汤，方以当归、川芎、熟地黄、芍药、广术、官桂（去粗皮）、三棱、十漆（炒），上八味，各等份，为粗末，每服三钱，水二盏。煎至一盏，食前稍热服。或以当归丸治疗，当归、川芎、赤芍药、广术、熟地黄、京三棱各半两，神曲、百草霜各二钱半，上八味为末，酒糊丸如桐子大，每服三十丸，用温水送下，食前，温酒亦得。

因血弱气虚引起闭经，症见经候涩滞不通，致使血聚，肢体麻木，肌热生疮，浑身疼倦，将成劳瘵。罗天益认为不可妄服他药，但宜以滋血汤滋养通利。方用马鞭草、荆芥穗各四两，牡丹皮一两，赤芍药、枳壳（去穰，麸炒）、肉桂（去粗皮）、当归（去苗，炒）、川芎各二两，上为粗散，每服四钱，乌梅一个，水二盏，煎一盏，去渣，食前空心，日四五服。有此证服至半月或一月，经脉自通，百病皆除。

若瘀血阻滞较重引起经候闭塞不行，以斑蝥（糯米炒）二十个，桃仁（炒）五十个，大黄半两，为末，糊丸如桐子大，温酒下五丸，甚者十丸，空心温服。大便利一二行后，红脉自下，亦治干血气，一法加虻虫半钱，水蛭一钱。此外血竭膏也可治之，即大黄一两为末，用醡醋一升，熬成膏，丸如鸡头大，每服一丸，热酒化开，临卧温服，功效同上。此二方是妇人经水之仙药也，不可不用。

2. 痛经

若因冲任不足，下焦大寒导致痛经，症见脐腹疼痛，月事不匀，或来多不断，或过期不来，或崩中出血，或带下不止。面色萎黄，肌肉瘦瘁，肢体沉重，胸胁胀满，气力衰乏，饮食减少，治以活血丹。方用桃仁（去皮尖，麸炒微黄色）、虎杖、吴茱萸（汤浸七遍，焙干，微炒）、当归、杜仲（去粗皮，锉炒）、柏子仁（炒）、附子（炮，去皮）、木香、山茱萸（去核）、延胡索、安息香（捣碎，入好酒研，澄清，去渣，银器内慢火熬成膏）各二十两，干姜（炮）、肉桂（去粗皮）、牡丹皮、黄芪（去芦）、艾叶（微炒）、泽兰叶各二斤半，肉苁蓉（酒浸焙）、厚朴（去粗皮，姜汁炙令熟）各五斤，上为细末，以安息香膏入白面，同煮作糊，和丸如梧桐子大。每服三十丸，食前以温酒下，醋汤亦得。本方亦可治疗一切血气虚寒之证。

若月经时见脐下冷撮痛，阴内大寒，治以玄胡苦楝汤，方用甘草（炙）五分，肉桂、附子（炮）各三分，玄胡、苦楝子各二分，熟地黄一钱，上咬咀，入黄柏二分为引用，都作一服，水二盏，煎至一盏，去渣，空心食前稍热服。

3. 月经不调

冲任虚损，月候不调，治以温经汤：阿胶（炒）、当归、川芎、人参、肉桂、甘草、芍药、牡丹皮各二两，半夏二两半，麦门冬五两半，吴茱萸三两，上锉，每服五钱，水一盏半，生姜三片，煎至八分，热服，食前空心。

由肝郁脾虚，疏泄不及，运化失常所致，引起经候不调，故治以逍遥散疏肝健脾。方用甘草（炙）半两，当归、白茯苓、白术、柴胡、白芍药各一两。上锉，每服二钱，水一大盏，烧生姜一块，切破，薄荷少许，同煎至七分，去渣，热服，不拘时候。

4. 崩漏

脾胃乃后天之本，气血生化之源，气机升降之枢纽。故此，东垣提出"内伤脾胃，百病乃生"，从而使"补益脾胃、甘温升阳"成为补土派的核心理论。罗天益对此承而广之，用于指导妇人崩漏的治疗。认为"治血脱益气，古人良法也。先补胃气，以助生发之气，故曰阳生阴长。用诸甘剂，为之先务，举世皆以为补气，殊不知甘能生血，此阳生阴长之理也。"（《卫生宝鉴·卷十八·崩漏带下》）故罗天益治疗崩漏喜用附子、肉桂、人参、黄芪、白术等药补气升阳助阳，并用甘剂以固后天之本。从而使脾气得升，冲任得固，气旺血宁，漏下自止。

（1）气虚漏下

针对气虚血脱之崩漏，罗天益强调应以甘温之品益气升阳敛血，治以益胃升阳汤，方用白术三钱，黄芪、炙草各二钱，人参、炒曲各一钱半，陈皮、归身各一钱，柴胡、升麻、生黄芩各半钱。上十味，㕮咀，每服三钱或五钱，视食加减之。如吃食少，已定三钱内更减之，不可令胜食气，每服水二盏，煎至一盏，去渣，稍热服，无时。至于方中黄芩，夏月每服中少加，秋冬去之。如腹中痛，每服加芍药三分，去皮中桂少许。如渴或口干，加葛根二分。

若经水不调，右尺脉按之空虚，是气血俱脱也，是大寒之证。轻手按之脉数疾，举指弦紧或涩，皆阳脱之证，阴火亦亡。若见热证，于口鼻眼兼之或渴，此皆阴躁阳欲先去也。当温之、举之、升之、浮之、燥之。用升阳举经汤：黄芪、白术、当归身各三钱，柴胡、藁本、防风、羌活各二钱，独活一钱半，川芎（炙）、地黄、白芍、甘草、人参各一钱，细辛六分，黑附子（炮，去皮脐）五分，肉桂（夏月不用）五分，桃仁（汤浸去皮尖）十个，红花少许，上十八味，㕮咀，每服三钱。若病势稍缓，当渐渐加之，至半两止。每服水三盏，煎至一盏，去渣，空心食前，稍热服。此法当大升浮血气，而切补命门之下脱也。亦治疗命门火衰，经水不调。

（2）血虚崩漏

若因血虚导致经血崩下，可用伏龙肝散止血养血，即伏龙肝、赤石脂各一两，熟地黄、艾叶（微炒）各二两，甘草、肉桂各半两，当归、干姜各七钱半，川芎三两，麦门冬一两半，上十味锉，每服五钱，水一盏半，入枣三个擘破，煎至七分，食前温服。如血崩不止，则用备金散：香附四两炒，当归尾（炒，用尾）一两二钱，五灵脂（炒）一两，上为末，每服五钱，醋汤调，空心服，立效。若血崩不止，属肾水阴虚，不能镇守包络相火所致，则当用凉血地黄汤治之。药用柴胡、防风各三分，黄柏、知母、黄连、藁本、川芎、升麻、羌活各二分，生地黄、当归尾各五分，黄芩、细辛、甘草（炙）、荆芥穗、蔓荆子各一分，红花少许，上十七味，咬咀，作一服，水二盏，煎至一盏，去渣，稍热服，空心食前。若经水不止，色鲜红，项筋急，脊骨强，脑痛，不思饮食，当以柴胡调经汤治之：羌活五分，苍术一钱，柴胡七分，藁本、独活、升麻各五分，当归、葛根、甘草（炙）三分，红花少许，上十味，咬咀，作一服，水四盏，煎至一盏，去渣，空心稍热服，取微汗立止。

（3）虚寒漏下

若妇人平素畏寒，又因心气不足、劳役过度及饮食不节致崩漏、走下不止，症见脐下如冰，求厚衣被以御其寒。白带白滑之物多，间有如屋漏水下，时有鲜血不止。脉急弦者，北方寒水多也；洪脉时出者，命门包络之火少也。治以丁香胶艾汤：阿胶（炮）六分，当归身一钱二分，生艾末一钱，川芎、丁香末、熟地黄各四分，白芍药三分，上七味，咬咀，作一服，水五盏，先煎五味，作二盏，去渣，入胶艾，再煎至一盏，空心食前热服。

（二）带下病

罗天益认为带下病常因脾胃阳气不足，导致水湿下注所致，临证多以益气健脾、温阳化湿立法。

1. 寒湿带下

症见白带多，阴户痛，心痛甚，身黄，皮肤燥，身重如山，前阴中如冰冷。急以温中升阳燥湿之法，治以升阳燥湿汤，方用柴胡一钱半，白葵花二钱，防风、良姜、郁李仁、甘草各一钱，干姜、生黄芩、橘皮各半钱，上九味，咬咀，分作二服，水二盏，煎至一盏，去渣，食前稍热服。

2. 赤白带下

症见赤白带下，并多伴脐下冷痛，宜用当归附子汤：当归二钱，附子、干姜、良姜各一钱，柴胡七分，升麻、蝎梢、甘草（炙）各五分，炒盐三分，黄柏少许为引用，上十味为粗末，每服五钱，水五盏，煎至一盏，去渣，稍热服。或为末，酒糊丸亦得。亦可治以白芍药散，药用白芍二两，干姜（炮）三两。上二味同为粗末，炒黄色，碾为细末，每服二钱，空心温米饮汤调下，至晚又服，连服半月见效。同时可辅以火龙丹外治，即白矾（枯）四两，蛇床子（炒）三两，为末，醋糊丸如鸡头大，干胭脂为衣，绵裹，纳阴中。

3. 白带腥臭

白带腥臭，常多悲不乐，属大寒，宜用桂附汤治之。肉桂一钱，附子三钱，黄芩（生）、知母各半钱，上㕮咀，都作一服，水二盏，煎至一盏，稍热服，食远。若不思饮食，加五味子三十个。若见心烦，面上麻如虫行，乃胃中元气极虚，加黄芪、人参各七分，甘草炙三分，升麻五分。

4. 带下兼证

白带多又见癫疝、脚气，症见腰以下如在冰雪中，以火焙炕，重重厚绵衣盖其上，犹寒冷不任，此寒之极；面白如枯鱼之象，肌肉如刀刮，削瘦之峻速；小便不止，白带常流不禁固，自不知觉；面白目青，如蓝菜色，目瞇瞇无所见；身重如山，行步欹侧，不能安地，腿膝枯细，大便秘难，口不能言，无力之极；食饮不下，心下痞烦，心中懊恼，不任其苦；面垢，背恶寒，小便遗而不知，此上中下三焦真气俱虚欲竭。呕哕不止，胃虚之极。其脉沉厥紧而涩，按之空虚。若脉洪大而涩，按之无力，犹为中寒，况按之空虚。治以酒煮当归丸。药用当归一两，良姜七钱，黑附子（炮）七钱，茴香（炒）半两，上锉如麻豆大，以好酒一升半同煮，酒干为度，炭火上焙干，为细末。后入元胡四钱，全蝎三钱，柴胡二钱，木香、黄盐

（炒）、升麻各一钱，丁香、甘草、苦楝（生用）各五分，上为末，与前四味末和匀，酒糊丸如桐子大，每服五七十丸，淡醋汤送下，空心食前，忌湿面、油腻、生冷、毒物。

（三）妊娠病

妇人妊娠，必气血聚于胞中以养胎，故妊娠安胎当以益气养血为要。罗天益治疗妊娠病，除扶正驱邪，调补营卫之法，在服药方法上也颇具特色。如治妊娠阻病的茯苓丸（葛根、枳实、白术、甘草各二两，人参、干姜、赤茯苓、肉桂、陈皮、半夏各一两，为末，蜜丸），用温米饮空腹服用，治疗妊娠伤寒之安胎阿胶散，以阿胶、桑寄生、白术、人参、白茯苓各等份，为细末，用糯米饮汤调服，以益胃气、养胎气。罗天益尤善用单味药，如治妊娠胎动不可忍及血崩不止之保胎散，仅用连皮缩砂一味炒黑，去皮为末，温酒调服。治妊娠下血不止之立圣散，用鸡肝两个，以酒煮熟食。治妊娠腰痛如折之圣酒方，用大豆半两，清酒煎服。治疗妊娠小便不通之独圣散，以蔓荆子一味为末，浓煎葱白汤调服。治妊娠胎动不安及产后小户痛不可忍，用知母为末蜜丸，清酒化服。如此使用，药性专一，药效集中，直捣病所而不伤胎元。同时，罗天益还对妇人妊娠期间常见病进行了论述，列举了众多效验方剂，试归结如下。

1. 妊娠恶阻

妊娠恶阻多责之于脾气不足，胃气不降，故宜益气健脾和胃止呕，治以半夏茯苓汤，方用陈皮、桔梗、旋覆花、人参、甘草、白芍药、川芎各半两，赤茯苓、熟地黄各七钱半，半夏一两二钱半，上十味锉，每服五钱，水一盏半，生姜四片，同煎至八分，食前稍热服。次服茯苓丸，即痰水消除，便能食。

2. 妊娠伤寒

妊娠期觉头疼发热，多为妊娠伤寒，治以保安白术散。白术、黄芩各等份，新瓦上炒令香为末，每服三钱，水一盏，生姜三片，枣子两个，煎至七分，温服。常三二服便效，又可安胎。若头疼壮热，肢节烦疼，则治以前胡汤，前胡、石膏各三分，大青叶四分，黄芩五分，知母、栀子仁各四分。上咬咀，每服四钱，水一盏半，甜竹茹一块，葱白二寸，煎至八分，去滓，温服，不拘时服。如壮热头疼，嘿嘿不欲饮食，胁下痛，呕逆痰气，及产后伤风，热入胞宫，寒热如疟，并经水适来适断，病后劳伤，余热未除，当用黄龙汤治之，即柴胡、人参、甘草（炙）、黄芩各等份，咬咀，每服五钱，水一盏半，煎至七分，去渣，温服。

妊娠妇人产前诸风热，困倦，时发昏眩，治用犀角散。拣参、犀角、川羌活、山栀、黄连、青黛、川芎、甘草（炙）、吴白芷、茯苓（去皮）各等份为粗末，每服五钱，水一盏，生姜三片，竹叶五七片，煎至八分，去渣，温服，食远。

3. 胎动不安

妇人妊娠宿有食冷，致胎痿不长，或伤胎多堕。治当补荣卫，养胎气。方用安胎白术散：白术、川芎各四分，蜀椒（炒出汗，去目）、牡蛎（煅）各三分，上为细末，每服二钱，温酒调下，空心食前服。若妊娠伤胎，数落而不结实，或冷成热，则以吴茱萸汤治之，药用黄芪、川芎各一两，甘草（炙）一两半，吴茱萸半两，汤泡。上为末，每服二钱，温酒调下，空心食前，忌生冷果实。

对于冲任虚损致胎动不安，腹痛下坠。治以胶艾汤，方用阿胶、川芎、甘草（炙）各二两，当归、艾叶（制炒）各三两，白芍药、熟地黄各四两，上锉，每服五钱，水一盏，酒六分，煎至八分，去渣，稍热服，空心食前，日三服，甚者连夜并服。

4. 妊娠心痛

治用火龙散，艾叶末（盐炒）一两，川楝子（炒）、茴香（炒）各半两。上为粗末，每服二钱，水一盏，煎至七分，去渣，不拘时温服。

5. 妊娠小便不利

对于妇人妊娠小便不利及水肿，洒洒恶寒，动转筋痛，以利水渗湿为主，治以赤茯苓散，赤茯苓（去皮）、葵子各等份为末，每服二钱，新汲水调下，无时服。

6. 妊娠下痢

妇人妊娠下痢赤白或泄泻，疼痛垂死者，为防耗气伤津，急以止泻，治以大宁散方。药用黑豆二十粒，甘草（生用）二寸半，粟壳（去须蒂，半生半炒）二个，共为粗末，作一服，水一盏半，生姜三片，煎至七分，去渣，食前温服，神效。

7. 难产

妇人难产，以炒黄葵子四十粒，或墨或朱为衣，无灰酒下。若临产惊动太早，产时未至，秽露先下，致使胎胞干燥，临产艰难，则以榆白皮散治之。方用冬葵子、榆白皮、瞿麦各一两，木通、火麻仁（去壳）各半两，牛膝（酒浸）七钱半，上六味锉，每服五钱，水一盏半，煎至八分，温服，不以时。如曾因漏胎去血，并宜服之。

8. 下死胎

妇人胎死腹中不下，以官桂二钱，麝香当门子一个，同研细，酒服，须臾如手推下。罗天益指出此方比之水银等下死胎药，不损血气。

（四）产后病

妇人产后多亡血伤津，变生他病，或瘀血内阻，败血为病，或因胃气虚弱，化源不足。故临证当审气血虚实与胃气强弱而分别施治。罗天益治疗产后病尤重视扶持荣卫，调理气血。如产后多以加减四物汤服至三周，对虚弱者服至一月而止，以调补气血。现将其治疗产后诸病归结如下。

1. 妇人血劳

对于妇人一切血气虚损及产后劳伤，腹中疞痛，少腹拘急，痛引腰背，时自汗出者，罗天益治以当归建中汤。方用当归四两，肉桂三两，甘草二两，白芍药六两，上四味切，每服五钱，水一盏半，生姜五片，枣一枚，同煎至八分，去渣，空心食前热服。或治以芎归汤养血活血，药用当归、川芎各等份。上锉，每服五钱，水一盏半，煎至八分，去渣，稍热服，不拘时。

2. 产后汗证

妇人产后亡津液，以致时自汗出，发热困倦，唇口干燥者，治用犀角饮子滋阴清热、益气敛汗。犀角、麦门冬（去心）、白术各半两，柴胡一两，地骨皮、枳壳（麸炒）、甘草（炒）、生地黄、当归、拣参、茯苓（去皮）、黄芩、黄芪各七钱。上十三味为粗末，每服三钱，水一盏半，浮小麦七十粒，生姜三片，煎至七分，去渣，食后温服。

3. 产后发热

对于妇人产后寒热，脐下疼痛烦躁，罗天益以牡丹皮散滋阴清热除烦，治之神效，方用牡丹皮、地骨皮、天台乌药、海桐皮、青皮、陈皮各一两，共为末，入研了没药二钱半，再筛过，每服二钱，水一盏，煎至七分。如寒多热服，热多寒服，食前服，日三服，忌生冷、硬滑、醋物。

4. 产后便秘

治以枳壳丸，即木香三钱，枳壳（麸炒）、麻仁（炒黄）、大黄各一两，上为末，炼蜜丸如桐子大，每服三十丸，食后温水送下。如饭食不化，亦宜服之。

5. 产后乳痈肿痛

妇人乳痈疼痛不可忍者，治以通和汤通络止痛。方用穿山甲（炮黄）、川木通（锉）各一两，自然铜（醋淬七次）半两，为末，每服二钱，热酒调下，食远服之。诸药不能止痛者，三里穴针入五分，其痛立止如神。

6. 产后缺乳

治妇人因气滞血瘀而致奶汁绝少，用涌泉散活血通乳：瞿麦穗、麦门冬（去心）、王不留行、紧龙骨、穿山甲（炮黄），上五味各等份为末，每服一钱，热酒调下，后食猪蹄羹少许。投药，用木梳左右乳上，梳三十来梳，一日三服，食前。服三次羹汤，投三次梳乳。如此内服、食疗加外治，使胃气盛、乳络通而乳自下。

7. 产后身痛

产后身痛，多因瘀血阻滞致，不通则痛，治以黑神散，方用黑豆（炒，去皮）半升，当归、熟地黄、肉桂、干姜、甘草、芍药、蒲黄各四两，为末，每服二钱，酒半盏，童便半盏，同煎调下，不拘时，连进二服。方中当归、熟地、芍药、黑豆补血，肉桂、干姜、甘草温阳，蒲黄祛瘀止痛，并以童便与酒同煎调服，使瘀去病却。

（五）妇科杂病

罗天益尊经重典，娴熟地将《内经》《难经》理论及仲景之学运用于妇科临床，对于妇人杂病辨证析机，每中肯綮，选方用药，有理有据，施之临床，每多获验。他常还将他人治坏病案与自己验案对举，示人以墨绳，现归结如下。

1. 肠覃

肠覃即非妊娠而腹部胀满，罗天益以《内经》理论为宗，认为："此寒气客于肠外，与卫相搏，卫气不得荣，因有所系，瘕而内著，恶气乃起，息肉乃生。其始生者，大如鸡卵，稍以益大，至其成如怀子之状，久者离岁之则坚，推之则移，月事以时下，此其候也。夫肠者，大肠也；覃者，延也。大肠以传导为事，乃肺之府也。肺主卫，卫为气，得热则泄，得冷则凝。今寒客于大肠，故卫气不荣，有所系止而结瘕，在内贴著，其延久不已，是名肠覃也。气散则清，气聚则浊，结为瘕聚，所以恶气发起，息肉乃生，小渐益大。至期而鼓其腹，则如怀子之状也。此气病而血未病，故月事不断，应时而下，本非胎娠，可以此为辨。"（《卫生宝鉴·卷十八·肠覃论治并方》）

若寒伤于内，气凝不流，结于肠外，久为癥瘕，时作疼痛，腰不得伸。以晞露丸治之。广莪术（锉）一两，京三棱（锉，并酒浸）一两，干漆（洗去腥，炒烟尽）五钱，川乌五钱，硇砂四钱，青皮、雄黄（另研）、茴香（盐炒）、穿山甲（炮）各三钱，轻粉（另研）一钱，麝香（另研）半钱，巴豆（去皮，切开）三十个，上除研药外，将巴豆炒三棱、广术二味深黄色，去巴豆不用。共为末，入研药匀，生姜汁打面糊丸如桐子大，每服二十丸至三十丸，姜汤送下，酒亦得，空心食前。

如寒气结瘕，腹大坚满，痛不可忍。则治以木香通气散，木香、戎盐（炒）、京三棱（炮）各半两，厚朴（姜制）一两，枳实（麸炒）、甘草（炙）各三钱，干姜（炮）、蓬术（炮）各二钱，上八味为末，每服三钱，食前淡生姜汤调下。

2. 石瘕

罗天益对于石瘕的认识多尊经典，如："《黄帝针经·水胀》篇云：石瘕何如？岐伯曰：石瘕生于胞中，寒气客于子门，子门闭塞，使气不通，恶血当泻而不泄，衃以留止，日久益大，状如怀子，月事不以时下，皆生于女子，可导而下之。夫膀胱为津液之府，气化则能出焉。今寒客于子门，则气必塞而不通，血壅而不流，衃以留止，结硬如石，是名石瘕也。此病先气病而后血病，故月事不来，则可宣导而下出者也。《难经》云：任之为病，其内苦结，男子生七疝，女子为瘕聚，此之谓也。"（《卫生宝鉴·卷十八·石瘕论并治方》）多以大辛之剂治疗，可服见睨丸以治之。方用附子（去皮，脐）四钱，炮，鬼箭羽、紫石英各三钱，泽泻、肉桂、玄胡索、木香各二钱，槟榔二钱半，血竭（另研）一钱半，水蛭（炒烟尽）一钱，京三棱（锉）五钱，桃仁（浸，去皮尖，麸炒，研）三十个，大黄（锉，用酒同三棱浸一宿，焙）二钱，上十三味，除血竭、桃仁外，同为末，入另研二味和匀，用元浸药酒打糊，丸如桐子大，每服三十丸，食前淡醋汤送下，温酒亦得。该方对于寒气客于下焦，血气闭塞而成瘕聚，坚大久不消者多效。

若妇人室女受寒，月事不来，恶血积结，坚硬如石，可以和血通经汤治之。当归、京三棱（炮），各五钱，广莪术（炮）四钱，木香、熟地黄、肉桂各三钱，红花、贯众、苏木各二钱，血竭（另研）一钱，上十味，除血竭外，同为细末，和匀，每服三钱、食前热酒一盏调下，忌生冷及当风大小便。

如妇人经水凝滞不行，腰背脐腹疼痛，渐成血瘕，可治以和血通经丸。方用芍药一两，木香、当归、肉桂、干漆（炒烟尽）、五灵脂、大黄各半两，水蛭（炒）二钱半，广术半两，虻虫（去头足，麸炒）三十个，桃仁（浸去皮尖）二十七个，上为末，醋糊丸如桐子大，每服二十丸，醋汤送下，温酒亦得，食前，日进一服。

治妇人痃癖积聚，血块刺痛，脾胃虚寒，宿食不消，久不瘥者，用木香硇砂丸。药用丁香、木香、硇砂（研）、干漆（炒烟尽）、细墨、大黄（锉炒）、附子（泡）、官桂、乳香（研）、广术、青皮、京三棱、没药（研）、巴豆霜（减半）、猪牙皂角、干姜（炮），上十六味各等份，除另研外，同为末。以好醋一升，化开硇砂、去渣，银石器内慢火熬，次下巴豆霜大黄末，熬成膏。下前药末，丸如麻子大，每服三十丸，温酒送下，量虚实加减，大便利为度。

3. 妇人外感

症见四肢沉重，自汗，上至头际颈项而还，恶风躁热，治以黄芪白术汤。方用黄芪一两，人参、白术各半两，黄柏（酒制）、羌活、甘草（炙）各二钱，柴胡、升麻各一钱，当归一钱半，川芎、吴茱萸各五分，细辛三分，五味子三十个。上十三味，咬咀，每服五钱，水二盏，生姜五片，煎至一盏，去渣，稍热服，食前。如汗出不止，加黄柏半钱；腹中不快，加炙甘草一钱。

4. 妇人血风劳气攻疰

症见四肢腰背疼痛，呕吐恶心，不思饮食，日渐瘦弱，面色萎黄，手脚麻痹，血海冷败。治用异方油煎散：川乌头（炮，去皮）、白芍药、五加皮、牡丹皮、海桐皮等份，上五味为末，每服二钱，水一盏，油浸开通钱一文，煎至六分，去渣，温服，日三服，不拘时。

（六）其他特色

1. 发挥热入血室证治

罗天益对妇人热入血室证的论治，基本宗仲景之法，用小柴胡汤或针刺肝经募穴期门。并且提出疾病初期，邪入不深，当用小柴胡汤和解枢机，助正驱邪。如失治误治，邪气深入，结聚成实，则刺期门以泄其实。同时罗天益发挥了仲景热入血室学说及证治，认为邪气传入经络，与正气相搏，上下流行，遇经水适来适断，邪气乘虚入于血室，血为邪所迫，入于肝经，复入膻中，则血结于胸中，则成结胸。此多因妇人未受孕，则下行之为月水，既妊则中蓄之以养胎，及已产则上壅之以为乳汁，皆血也。今邪逐血，并归于肝经，聚于膻中，结于乳下，发为结胸。提出用小柴胡加地黄汤、《活人书》海蛤散等方以治之。

如妇人伤寒血结胸膈，揉之痛，手不可近。其治以《活人书》海蛤散：海蛤、滑石、甘草各一两，芒硝半两。上为末，每服二钱，鸡子清调下，小便利血数行，更与桂枝红花汤发其汗则愈。

若治产后恶露方来，忽然断绝。则用小柴胡加地黄汤：柴胡一两二钱半、人参、半夏、黄芩、甘草（炙）、生地黄各七钱。上六味，哎咀，每服五钱，水二盏，生姜五片，枣子一个，煎至一盏，去渣温服，不拘时。《活人书》海蛤散亦治之。

2. 善用针灸治疗危急重症

罗天益不仅承袭东垣之学，得其真传，还多处拜师，曾从窦太师等学习针灸。临证重视用灸法以温补脾胃。其将针灸用于治疗妇人病，尤其善用灸法治疗崩漏及妇人诸疾，如提出"凡妇人产后气血俱虚，灸脐下一寸至四寸各百壮，炷如大麦大，元气自生。"（《卫生宝鉴·卷十八·灸妇人崩漏及诸疾》）

灸太阴脾经之血海二穴，可治女子漏下恶血，月事不调，逆气腹胀。灸少阴肾经之阴谷二穴，治赤白带下，妇人漏血不止，腹胀满不得息，小便黄如蛊，及治膝痛如锥刺，不得屈伸，舌纵涎下，烦逆溺难，小腹急引阴痛，股内廉痛。灸会阴穴三壮，治女子不月。灸气冲二穴七壮，炷如小麦大，可治妇人月水不利，难产，子上冲心，痛不得息。灸水泉二穴五壮，治妇人月事不利，利即多，心下满，目䀮䀮不能远视，腹中痛。灸气海穴治妇人月事不调，带下崩中，产后恶露不止，绕脐疠痛。灸关元百壮，可治带下瘕癥，因产恶露不止，断产绝下经冷。灸带脉二穴七壮，主治妇人不月，及不调匀，赤白带下，气转连背引痛，不可忍。灸气门二穴五十壮，炷如小麦大，治妇人产后恶露不止，及诸淋。灸石关二穴五十壮，治产后两胁急痛不可忍。灸阴交穴百壮，治女子月事不调，带下及产后恶露不止，绕脐冷疼。灸足下廉二穴可三壮，主治乳痈喉痹，胻肿足跗不收。灸承浆五壮，主妇人卒口噤，语音不出，风痫之疾。

3. 结合不同女性特点用药

罗天益借鉴前人之法，提出师尼、寡妇与妻妾之病有异，制方当有分别。认为："此二种人寡居，独阴无阳，欲心萌而多不遂，是以阴阳交争，乍寒乍热，全类温疟，久则成劳……盖男子以精为主，妇人以血为主，男子精盛以思室，妇人血盛以怀胎。"（《卫生宝鉴·卷十八·师尼寡妇异乎妻妾之治》）而肝为藏血之脏，若血盛而无以怀胎，必致厥阴肝经气盛。据此罗天益创制生地黄丸，治疗师尼寡妇患恶风体倦，乍寒乍热，面赤心怔忪，或时自汗，三部无寒邪脉，但厥阴弦长而上鱼际之症。药用生地黄二两、柴胡、秦艽、黄芩各半两，芍药一两。上为细末，蜜丸如桐子大，每服三十丸，用乌梅汤吞下，日三服，不拘时。

若妇人月经不调，每行数日不止，兼有白带，渐渐瘦瘁，饮食少味，累年无子者，以熟地黄丸滋阴养血，方用熟地黄二两二分，山茱萸、白芜荑、干姜（炮）、代赭石（醋淬）、白芍药（炒）各一两，厚朴（姜制）、白僵蚕（炒）各半两。上八味为末，炼蜜丸如桐子大，每服四五十丸，食前酒下，日三服。

对于妇人室女月水不调，疼痛，或成血瘕，治之以通经丸行气活血，桂心、川乌头、桃仁、当归、广茂术（炮）、干姜（炮）、川椒（炒出汗）、大黄（煨）、青皮（去白），各等份为末，每一两用四钱，以米醋熬成膏，和余药六钱入白中，杵千下，可丸则丸如桐子大，每服二十丸，淡醋汤送下，加至三十丸，温酒亦得数服便效。

妇人室女血气刺痛不可忍者，以云薹散治之，官桂、没药、云薹子、良姜各等份为末，每服二钱，乳香酒调下，热服无时。

罗天益这些治疗经验，对于今天治疗因工作压力过大、晚婚晚育的职业女性月经不调等诸病，有着重要的指导和借鉴意义。

总之，罗天益对妇人病辨治的论述亦颇详细，更对妇科方剂学做出了较大的贡献，仅《卫生宝鉴·名方类集·妇人门》中载方近80首。若能对其潜心研读，从中掌握罗天益治疗妇人疾病的辨证思路、理论渊源及用药特点，一定会为妇科疾病辨治提供较新的视角。

三、儿科病证

罗天益对小儿科疾病亦多治验，据《卫生宝鉴》所记载的《小儿门》内容来看，罗天益对于小儿病常分为寒热虚实论治，兼蓄诸家之说，尤其推崇钱乙之方。由于小儿脏腑柔弱，病变迅速，为便于用药，罗天益治疗小儿疾病常以丸散剂为主，或配以灸法。现将其对儿科疾病的辨证论治及常用方药归结如下。

（一）外感病证

1. 时气温疫

对于小儿时气温疫，症见头痛发热，肢体烦疼，治以升麻葛根汤。方用升麻、甘草、白芍药各十两，葛根十五两，锉碎，每服三钱，水一盏半，煎八分，稍热服，不以时，日二三服。

2. 风热疮疹

罗天益治小儿风热疮疹，伤寒时气，临床以头痛壮热，目涩多睡，咳嗽喘粗，鼻塞清涕为主者，方选惺惺散。药以人参、细辛、栝蒌根、茯苓、白术、甘草、桔梗各一两半为末，每服一钱，水一小盏，入薄荷三叶，同煎，至四分，温服。如要和气，入生姜煎服，不以时。一法加防风、川芎各一分，同煎。

3. 寒壅咳嗽

对于小儿感受时气，表现为寒壅咳嗽，痰逆喘满，心忪惊悸，脏腑或秘或泻，罗天益常以钱乙人参生犀散治之。方用前胡七钱，杏仁（去皮、尖，麸炒）、桔梗各五钱，人参三钱，甘草（炙）二钱，为粗末，每服二钱，水一盏，煎至六分，去渣，食后温服。罗天益认为该方能调胃进食，又主一切风热，服寻常凉药即泻而减食者亦可服之。

4.伤风吐泻

治小儿伤风吐泻，身温凉热，治以钱氏方大青膏。药用天麻（末）一分，白附（生末）一钱半，青黛（研）一钱，蝎尾（去毒）半钱，天竺黄（一字），乌梢蛇肉（酒浸焙末）半钱，麝香（一字匕），朱砂（一字），上再研细和匀，生蜜和成膏，每服半皂角子大至一皂角子大。月中儿，粳米大，同牛黄膏、温薄荷水化一处服之，五岁以上，同甘露散服之。临证时可视病情灵活加减。

（二）内伤诸病证

1.内伤诸热

（1）肝热

对于小儿肝热生风，治用钱氏方泻青丸。药以当归、川芎、草龙胆、羌活、山栀仁、川大黄（湿纸裹煨）、防风各等份为末，炼蜜丸如鸡头大，每服一丸至二丸，煎竹叶汤同砂糖化下，使微利为度。该方又名泻肝丸，若斑后眼有翳膜，亦可改汤剂服之。

（2）肠热脐痛

小儿小便赤涩，脐下满痛，治用钱氏导赤散。方以木通、生甘草、生干地黄各等份，上药咬咀，每服三钱，水一盏，竹叶少许，煎至六分，温服，不拘时。

（3）脾热目黄

治脾热目黄，口不吮乳，用钱氏泻黄散。本方又名泻脾散，药以甘草（炙）三两，石膏半两，山栀仁一两，防风四两，藿香七钱，上锉为细末，用蜜酒微炒香，每服一钱至二钱，水一盏，煎至五分，温服清汁，无时。

（4）肺热

罗天益治小儿肺热偏盛，用钱氏泻白散。即桑白皮（炒黄）三两，地骨皮一两，甘草（炙）半两，共为末，每服二钱，水一中盏，粳米百粒，煎至六分，食后温服之。本方又名泻肺散，一方桑白皮，地骨皮各一两。

（5）虚热

治虚热潮作，常用钱氏地骨皮散，即人参、知母、赤茯苓（去皮）、柴胡、甘草（炙）、地骨皮、半夏（汤泡，七次），上七味各等份为末，每服二钱，水一盏，生姜三片，煎至六分，去渣，食后温服，视小儿大小加减。该方亦治伤寒壮热及余热。

（6）骨蒸潮热

小儿骨蒸，肌热瘦悴，颊赤口干，日晚潮热，夜有盗汗，五心烦热，以钱氏生犀散治之。方以生犀角（镑末）二钱，地骨皮、赤芍药、柴胡、干葛各一两，甘草（炙）半两，共为粗末，每服一二钱，水一盏，煎至七分，去渣，食后温服，视小儿大小加减。

2. 喘证

小儿肺胀喘满，胸高气急，两胁扇动，陷下作坑，两鼻窍张，闷乱嗽渴，声嘎不鸣，痰涎潮塞。若不急治，死在旦夕，罗天益以杨氏极济方夺命散治之。方以川大黄、白牵牛、黑牵牛（半生半熟）各一两，大槟榔一个，上为末，三岁儿服二钱，冷浆水调下，涎多加腻粉少许，利下涎为度。

3. 咳嗽

（1）辰砂半夏丸

小儿肺壅痰实，咳嗽喘急，胸膈痞满，心松烦闷，治用辰砂半夏丸。方以朱砂、五灵脂（微炒）各一两，葶苈、杏仁、半夏各半两，共为末，姜汁煮面糊为丸，如小麻子大，每服五七丸，食后淡姜汤下。

（2）润肺散

小儿寒壅相交，肺气不利，咳嗽喘急，语声不出，痰涎壅塞，胸膈烦满，鼻塞清涕，咽喉干痛，治以润肺散。即贝母、杏仁各二两，麻黄（去根节）、人参各二两，阿胶、桔梗各半两，陈皮、甘草各一两，共为粗末，每服一钱，水一盏，煎至六分，去渣食后温服。

（3）人参半夏丸

小儿肺胃受冷，咳嗽气急，胸膈痞满，喉中呀呷，呕吐涎沫，乳食不下，治以人参半夏丸。方用半夏、厚朴、丁香各四两，陈皮、人参、细辛各二两，共为末，姜汁糊丸麻子大。三岁儿每服二十丸，姜汤下，食后服。量儿大小加减。

（4）无价散

风热喘促，闷乱不安，治以无价散。方用辰砂二钱半，轻粉半钱，甘遂（面裹，微煮焙）一钱半，为末，每服一字，温水少许，滴下小油一点，抄药在上，沉下去脚，以浆水灌之，立效如神。

4. 食积

小儿乳哺失节，宿滞不化，胸膈痞满，呕吐恶心，或大便酸臭，乳食不消，以紫霜丸治之。即代赭石（醋淬，细研）、赤石脂各一两，杏仁（去皮尖炒，别研）五十枚，巴豆（去皮心，炒出油，研）三十粒，共为末和匀，汤浸蒸饼，丸如黄米大。儿生三十日外，可服一丸；一岁至三岁可服二丸至三丸。皂角子煎汤送下，米饮亦得，微利为度，未利再服，更量虚实加减。

另外亦可用钱氏消积丸治之，即砂仁十二个，丁香九个，乌梅三个，巴豆（二个去心膜，出油），四味共为末，糊丸如黍米大，三岁以上三五丸，以下二三丸，温水送下。

5. 腹胀

小儿失乳，以食饲之，未有食肠，不能克化，而生腹胀，四肢瘦弱，或病色无常，以厚肠丸治之。方药以苍术（炒）三钱，神曲（炒）五分，大麦蘖（炒）五分，橘皮（去白）、半夏（汤洗）、枳实（炒）各三分，人参、厚朴（姜制）、青皮各二分，共为末，糊丸如麻子大，每服二十丸，食前温水送下，忌饱食。

6. 吐泻痢疾

小儿吐泻痢疾，罗天益常选用以下方药调理。

（1）丁香散

胃虚气逆，呕吐不止者，治用人参半两，丁香、藿香各一分，上为末，每服一钱，水半盏，煎五七沸，入乳汁少许，去渣，稍热服，不以时服。

（2）玉露散

小儿吐泻，治用钱氏玉露散（一名甘露散）。方以石膏、寒水石各半两，甘草（生）一钱，共为末，每服一字匕，或半钱、一钱，食后温汤调下。立夏以后，立秋以前宜用，余月不可用。

（3）益黄散

小儿脾胃虚弱，腹痛泄痢，治用益黄散（一名补脾散），药用丁香四钱，陈皮二两，甘草、诃子、青皮各一两，共为细末，每服一钱，水七分盏，煎至五六分，食前服。

（4）豆蔻散

吐利腹胀烦渴，小便少，治以钱氏豆蔻散，方用肉豆蔻、丁香各五分，桂府滑石三分，舶上硫黄一分，共为末，每服一字至半钱，米饮汤调下。

（5）白术丁香散

小儿吐利不止，烦渴小便少，治以白术丁香散。方用丁香、白术、舶上硫黄、肉豆蔻各三钱，人参二钱，桂府滑石二两，共为末，大人每服二钱，小儿一钱，食前温米饮调下。

（6）立效散

用治一十六般风，及热吐不止，累经效。方以川甜硝一钱，桂府滑石末三钱，二味研匀，每服半钱。浆水少许，生油一两点，打匀同调服。极者三服必愈。大人每服一钱，忌生鱼、果实。

（7）玉液散

小儿呕逆吐利，霍乱不安，烦躁不得卧，及腹胀，小便赤，烦渴闷乱，或伤寒疟病，治用玉液散。方以丁香一钱，藿香半两，桂府滑石四两，共为末，每服一钱，清泔水半盏调下，冷服。大人霍乱吐利，水打腊茶清下三钱，立效。

（8）如圣丸

治冷热疳泻，罗天益常以如圣丸，即胡黄连、川黄连、白芜荑、使君子（去皮）各一两，麝香（研）半钱，干虾蟆（锉，酒熬成膏）五个。上为末，与虾蟆膏子为丸，如麻子大，每服一二丸，人参汤下。二三岁儿六七丸，以上十丸十五丸。

（9）豆蔻香连丸

治泄泻不拘寒热赤白，阴阳不调，腹痛肠鸣，罗天益认为此方用之如神。方以黄连三分炒，南木香、肉豆蔻各一分，共为末，粟米饭丸如米粒大，每服十丸至二十丸，食前米饮下，日夜各四五服。

（10）白附子香连丸

肠胃气虚，暴伤乳哺，冷热相杂，下痢赤白，里急后重，腹中撮痛，日夜频并，乳食减少者，治以钱氏白附子香连丸，即木香、黄连各一分，白附子尖二个，共为末，粟米饭丸如绿豆大，或黍米大。每服十丸至二三十丸，食前清米汤送下，日夜各四五服。

（11）小香连丸

冷热腹痛，水谷痢，滑肠者，治以钱氏小香连丸，即黄连半两，木香、诃子肉各一钱，共为末，粟米饭丸如绿豆大。米饮下，每服十丸，至三五十丸，食前频服。

（12）没石子丸

治泄泻白痢，及疳痢滑肠腹痛者，治用钱氏没石子丸。方以木香、黄

连各二钱半，诃子（去核）三个，没石子一个，肉豆蔻二个，共为末，饭
和丸如麻子大，米饮下十五丸，量儿大小加减，食前服之。

7. 癖积疳瘦

小儿脾胃虚弱，易虚易实，虚而乳食停积，运化失司，则发为癖积疳
瘦，治当缓消积滞，渐复运化之功。故罗天益临证推崇缓以补虚，少用汤
剂，常以丸散之剂治之，必要时配以灸法。现将其常用方归结如下。

（1）烧青丸

凡小儿食癖乳癖，每日午后发寒热，咳嗽，胁下结硬，以钱氏烧青丸
并皆治之。方以玄精石（烧赤）、轻粉各一钱，粉霜、硇砂各半钱，先将
硇砂研细，入其余三味研匀，更入寒食面一钱半，研匀，滴水和成饼，再
用面裹，慢火内煨黄，取出去面，将药饼再研为细末，滴水和丸如黄米大。
一岁五丸，二岁十丸，夜卧温浆水送下。至天明，以下恶物显效。如不下
渐加丸数，如奶癖未消尽，隔三两日又一服，癖消尽为度。

（2）三棱煎丸

小儿食饮过多，痞闷疼痛，食不消化，久而成癖也，治以三棱煎丸。
方以广术（黑角者）、三棱（湿纸煨香为末）各一两，大黄（去皮，为末）
八两，将大黄置银石器内，以好醋渍，令平慢火熬可以二味为丸，如麻子
大或绿豆大。每服十丸至二十丸，食后温水送下。虚实加减，大人如桐子
大，每服四十丸。此药并治妇人血积血块。

（3）青礞石丸

小儿奶癖，以青礞石丸治之，方以硫黄三钱，青礞石、五灵脂、锅底
墨各一钱半，白丁香（去土）一钱，共为末，米饭为丸如绿豆大，捻作饼
子，每服三十饼子，食前温水送下。

（4）鳖甲猪肚丸

癖积发热，治以鳖甲猪肚丸，方以柴胡一两，黄连、鳖甲（九肋者，

醋煮黄色）各七钱，枳实（麸炒）、木香、青皮各半两。上入干青蒿七钱，同为末，以㹠猪肚一个，去脂盛药蒸熟，同捣和为丸如桐子大。每服一二十丸，食后煎人参汤送下。

（5）克效圣饼

凡癖积，治以克效圣饼子，方以陈皮（去白）十两，巴豆（去壳切，同陈皮炒黄色，去巴豆）一百个，香附子（炒，去毛）、广术（炮）、京三棱（炮）各半两，同为末，糊丸如绿豆大，捻作饼子，每服三十饼子，温水送下。

（6）广术化癖丸

乳食不消，心腹胀满，壮热喘粗，呕吐痰涎，肠鸣泄利，米谷不化完出，下痢赤白，腹痛里重，治以广术化癖丸。药用朱砂（研，水飞）、当归（炒）、代赭石（醋烧淬）、枳壳（麸炒）、广术（炮）、京三棱（炮）各半两，麝香（研）、巴豆霜各一分，木香一两，上为末，入研药匀，糊丸如麻子大。一岁儿二丸，食后温米汤送下，量虚实大小加减。食癖、乳癖、痃气、癖气，并皆治之。

（7）橘皮丸

癖积坚硬不消，治以橘皮丸。陈橘皮二两，巴豆（去皮）半两，将橘皮锉碎，以巴豆同炒令重黄色，拣去巴豆不用，只捣陈皮为末，软烂饭研为丸，如绿豆大，每服二十丸，食前生姜汤送下。量儿岁数为丸大小加减。

（8）广术溃坚丸

小儿癖积，腹胁满，发热，咳嗽喘促，不思饮食，治以广术溃坚丸。方用木香、青皮、陈皮、广术、乌梅、京三棱各一两，大椒、巴豆（去心膜）各半两。上八味为末，糊丸如麻子大，每服五七丸，温米汤饮送下，食远服。量小儿大小为丸，加减服。

（9）塌气丸

中满下虚，单腹胀满虚损者，可以塌气丸治之。方用陈皮、萝卜子（炒）各半两，木香、胡椒各三钱，草豆蔻（去皮）、青皮各三钱，蝎梢（去毒）二钱半，上为末，糊丸如桐子大，每服三十丸，食后米饮下，日三服。白粥百日，重者一年。小儿丸如麻子大，桑白皮汤下十丸，日三服。大人丸如桐子大，每服四十丸。如阴囊洪肿冰冷，用沧盐、干姜、白面为末，各三钱，水和膏子摊纸上，涂阴囊上。

（10）丹砂丸

小儿五疳八痢，治以丹砂丸，方用麝香（研）一钱，朱砂（研）、青黛各二分，丁香半钱，肉豆蔻一枚，没石子一个，上用干大虾蟆一个，去头足，酥炙黄，同为末，糊丸绿豆大，每服三十丸，米饮下，空心服。

（11）神效豆蔻丸

小儿脾疳瘦弱，或泄利无度，治以神效豆蔻丸，方用神曲（炒）、麦蘖（炒）各半两，肉豆蔻（面裹煨）三两，黄连半两，芦荟（半研）二钱，使君子（去皮）十个，共为末，猪胆汁丸如黍米大或桐子大，每服二三十丸，空心食前米饮下。

（12）芦荟丸

小儿脾疳瘦弱，面色萎黄，治以芦荟丸，方用芦荟、蟾酥、麝香、朱砂、黄连、槟榔、鹤虱、使君子、肉豆蔻各等份为末，糊丸如绿豆大，每服三十丸，空心食前温水送下。

（13）肥儿丸

小儿蒸热，腹胁胀满，面色萎黄，饮食迟化，大小便不调，治以肥儿丸，方用麦蘖（炒）、川黄连、大芜荑、神曲（炒）、胡黄连各半两为末，猪胆汁丸如麻子大，食前米饮送下三十丸，乳母忌酒面生冷。

（14）橘连丸（五疳）

治疳瘦。久服消食和气，长肌肉。方用陈皮一两，黄连（去须净，米泔浸一宿）一两半，为末，另研麝香半钱，和匀，用猪胆七个，分药入胆内，浆水煮。候临热时以针微扎破，以熟为度，取出，粟米丸如绿豆大。每服十丸，米饮下，量大小加减之。

对于小儿疳瘦面黄，眼涩羞明，好吃泥土，乳食不消化者，罗天益认为常服五疳丸可退黄化虫。方用绿矾（成块者，烧通赤取出）一两，密陀僧（烧赤取出）一两，夜明沙（烧过）二两半为末，枣肉丸，如麻子大，每服五七丸，温米饮下。量大小加减，日三服，不计时。

（15）癖积

罗天益多采用灸法治疗癖积，如中脘、章门，专治小儿癖气久不消者。中脘从骭下，取病儿四指头是。章门在大横骨外直脐季胁端侧，卧屈上足，举臂取之，各灸七壮。脐后脊中，灸二七壮。禹讲师用灸之经验，脾俞二穴，治小儿胁下满，泻痢，体重，四肢不收，痃癖积聚，腹痛不嗜食，痰疟寒热。又治腹胀引背，食饮不多，渐渐黄瘦，在第十一椎下两旁相去各一寸五分，可灸七壮，若黄疸者，可灸三壮。

若小儿体瘦渴饮，形容瘦瘁，诸方不瘥者，尾翠骨上三寸陷中，灸三壮，炷如小麦大。岐伯云：兼三伏内用柳水浴孩儿，正午时灸之，当自灸之后，用帛子拭，见有疳虫随汗出，此法神效，不可具述。章门二穴，治小儿身羸瘦，贲豚腹胀，四肢懒惰，肩背不举，依前禹讲师灸癖处取之。

8.脱肛吐乳

小儿脱肛泻血，秋深不效，灸龟尾一壮，如小麦大，乃脊端穷骨也。或灸脐中三壮。小儿脱肛久不瘥，及风痫，中风，角弓反张，多哭，语言不择，发无时节，盛则吐沫，灸百会穴七壮。治小儿吐乳汁，灸中庭一壮，在膻中穴下一寸陷中，炷如小麦大。

9. 惊风

罗天益对小儿惊风的辨证主要遵从阎孝忠①及其师祖张元素之说，临证多用钱氏《小儿药证直诀》之方或《局方》治之。

（1）急惊风

①利惊丸

利惊丸为钱氏方，即天竺黄二钱，青黛、轻粉各一钱，黑牵牛（生）头末半分、一方用半钱，同研匀，炼蜜丸如豌豆大，一岁儿一丸，薄荷温水化下，食后服。

②地黄丸

治肾虚惊风，亦为钱氏方，药用熟地黄八钱，山药、山茱萸各四钱，白茯苓（去皮）、泽泻、牡丹皮各三钱，六味共为末，炼蜜丸如桐子大，三岁以下一二丸，或三丸，温水化下，食前服。

③安神丸

安神丸为钱氏方，治心虚疳热，面黄颊赤，壮热惊啼。即山药、麦门冬（去心）、马牙硝、甘草、白茯苓（去皮）、寒水石（研）各半两，朱砂（研）一两，龙脑一字匕，共为末，炼蜜丸如鸡头大，每服半丸，砂糖水化下，不拘时。

④妙香丸

治小儿惊痫，药用巴豆（去皮心膜，炒熟，研如面油）三百一十五粒，牛黄（别研）、龙脑（别研）、腻粉（研）、麝香（研）各三两，辰砂九两，

---

① 阎孝忠，北宋儿科医家。又名季忠，字资钦，许昌（今河南许昌）人，一名大梁（今河南开封）人。曾任宣教郎。幼多病，经儿科名医钱乙得愈。稍长，精研钱氏治疾之术，遂精儿科。先后多方收集钱氏医方及著作，集成《小儿药证直诀》三卷。另撰《重广保生信效方》一卷，已佚。

金箔九十片，合研匀，炼黄蜡六两，入白沙蜜三分同炼，令匀，为丸，每两作三十丸。小儿惊痫急慢惊风，涎潮搐搦，蜜汤下绿豆大二丸。

⑤小抱龙丸

小抱龙丸亦为钱氏方，治小儿伤风瘟疫，身热昏睡，气粗喘满，痰实壅嗽，及惊风潮搐，中暑。药用天竺黄一两，雄黄二分，辰砂、麝香各半两，天南星（腊月酿牛胆中，阴干百日）四两，共为末，煮甘草膏子，和丸如皂子大，每服一丸，温水化下。一法用浆水或新汲水，浸南星三日，候透软，煮三五沸取出，乘软切去皮，只取白软者，薄切焙干，炒黄色，取末八两，甘草一两半，拍破，用水二碗，浸一宿，慢火煮至半碗，去渣，渐渐洒入天南星末，慢研之，令甘草水浸入余药。亦治室女白带，伏暑用盐少许，细嚼一二丸，新水送下。

⑥镇肝丸

治小儿急惊风，目直上视，抽搐，昏乱不省人事，是肝经风热也。药用当归、天竺黄（研）、生地黄、川芎、竹叶、龙胆草（去芦）、防风、川大黄（煨）、川羌活各等份，九味为末，炼蜜丸如鸡头大，每服二丸，砂糖水化下，无时服。大人服镇肝丸三五丸，次服天麻散。

⑦天麻散

治小儿急慢惊风，其效如神，及大人中风涎盛，半身不遂，言语难，不省人事。方用半夏七钱，老生姜、白茯苓（去皮）、白术各三钱，甘草（炙）三钱，天麻二钱半，上锉，用水一盏，瓷器内同煮，水干，焙为末，每服一钱半，生姜枣汤调下，大人三钱。

（2）慢惊风

①宣风散

甘草（炙）、橘皮各半两，牵牛（半生半炒）四两，槟榔（钱氏方槟榔用二个）二钱，共为末，二三岁儿每服半钱，蜜汤调下。年以上者一钱，食前服。该方后有注：慢惊既谓吐泻病久，脾胃虚损，复用牵牛之药，似未稳当。故临床当慎用之，此即罗天益重视脾胃为后天之本的重要思想。

②使君子丸

治小儿五疳，脾胃不和，心腹满，时复疼痛，不进饮食。方用使君子一两，厚朴（去皮制）、陈皮（去白）、川芎各一钱。上共为末，炼蜜丸如皂角子大，三岁以上一丸，以下半丸，陈米饮化下，大治小儿腹痛。

③羌活膏

治脾胃虚，肝气热盛而生风，或取转过多，或吐泻后为慢惊者，用无不效。天麻一两，人参、羌活（去芦）、川芎、赤茯苓（去皮）、白附子（炮）各半两，沉香、木香、母丁香、藿香、肉豆蔻各三钱，麻黄（去节）、干葛（钱氏方有防风，无干葛）、川附子（炮，去皮脐）各二钱，真（珍）珠末、麝香（研）、牛黄（研）各一钱半，雄黄（研）、辰砂（研）各二分，干蝎（炒去毒）、白僵蚕（炒去丝）、白花蛇（酒浸焙）各一分，轻粉（研）一字匕，龙脑（研）半字匕。上同为末，入研药和匀，炼蜜和成剂，旋丸如大豆大。每服一二丸，食后煎薄荷汤化下，或麦门冬汤亦得。实热急惊勿服，性温故也。

④钩藤饮

钩藤饮为钱氏方，治吐泻，脾胃气弱，虚风慢惊。药用人参、蝉壳、蝎尾（去毒炒）、麻黄（去节）、防风（去芦）、白僵蚕（炒）、天麻各半两，麝香（研）一钱，钩藤三分，甘草（炙）、川芎各一分。上为末，每服二钱。水一盏，煎至六分，温服，无时，量患儿大小加减，寒多者加附子末半钱。

⑤异功散

异功散亦钱氏小儿方，温中和气，治吐利不思食。凡治小儿虚冷病，先与数服以正其气。方以人参（去芦）、茯苓（去皮）、白术、甘草（炙）、陈皮各等份为细末，每服二钱。水一盏，生姜二片，枣子二个，煎至七分，食前温服，量多少与之。大人小儿口噤，牙关不开，服诸药不效者，此药用之立开。以生天南星末一钱，脑子少许，相和研匀，用指蘸生姜自然汁，搵药于左右大牙根上擦之，神效。

⑥天麻防风丸

治一切惊风，身体壮热，多睡惊悸，手足抽掣，痰涎不利，及风温邪热。方用干蝎（炒）、白僵蚕（炒）各半两，天麻、防风、人参各一两，朱砂、雄黄各二钱半，麝香一钱，甘草二钱半，牛黄一钱。上十味为末，蜜丸桐子大，每服一丸至二丸，薄荷汤化下，不拘时服。

（3）灸法治惊

小儿慢惊风，多灸尺泽穴七壮，在肘中横纹约上动脉中，炷如小麦大。初生小儿脐风撮口，灸然谷穴三壮，在内踝前起大骨下陷中，针入三分，不宜见血，立效。小儿癫痫瘛疭，脊强互相引，灸长强穴三十壮，在脊底端趺地取之乃得。小儿癫痫，惊风目眩，灸神庭一穴七壮，在鼻上入发际五分。小儿风痫，先屈手指如数物，乃发也。灸鼻柱主发际宛宛中，灸三壮，炷如小麦大。小儿惊痫，先惊怖啼叫，乃发也，后灸顶上旋毛中三壮，及耳后青丝脉，炷如小麦大。小儿急惊风，灸前顶一穴，在百会前一寸。若不愈，须灸眉头两处及鼻下人中一穴，各三壮，炷如小麦大。

10. 小儿杂证

（1）虚热盗汗

对于小儿虚热盗汗，罗天益治用黄芪散，方以牡蛎（烧）、黄芪、生地黄各一两为末，每服一二钱，水一盏，小麦二三十粒，煎至七分，去渣，食后温服。

（2）疮倒靥黑陷

治疮倒靥黑陷，用猪尾膏，即小猪尾刺血三五点，入生脑子少许，研匀，新汲水调下，立效。

（3）眼有翳膜

治斑后小儿眼有翳膜，煎竹叶汤同砂糖，化下泻青丸，药以当归、川芎、草龙胆、羌活、山栀仁、川大黄（湿纸裹煨）、防风各等份为末，炼蜜丸如鸡头大，每服一丸至二丸，煎竹叶汤同砂糖化下，使微利为度。

（4）眼内生翳

疹痘疮后，眼内生翳膜者，治用白菊花散。方以白菊花、绿豆皮、谷精草（去根）各等份为末。每服一钱，干柿一个，生粟米泔一盏，熬米泔尽，将柿去蒂核，食之无时，一日吃三服。病浅二十日见效，深者一月必效。

（5）季夏身热萎黄

小儿身体蒸热，胸膈烦满，皮肤如渍橘之黄，眼中白睛亦黄，筋骨痿弱，不能行立，治用加减泻黄散。方以黄连、茵陈各五分，黄柏、黄芩各四分，茯苓、栀子各三分，泽泻二分，上㕮咀，都作一服，水一大盏，煎至六分，去渣，稍热服。后一服减半，待五日再服。此药补脾土，复肾水，降心火。

11. 小儿常用外治法

（1）圣效透肌散

小儿奶癖、食癖，时发寒热、咳嗽，胁下坚硬结块，治以圣效透肌散。方用桑皮、荆芥各三钱，雄黄（研）、粉霜（研）各二钱半，蒺藜、当归、硇砂（研）、豆蔻、穿山甲（炮）各二钱，轻粉（研）一字半，海金沙一字。上十一味，除研药外，余拣净为末，入研药和匀，令将独头蒜去皮，研如泥，入头醋和如稀糊，调药如膏。约癖积大小，摊在纸上贴病处，用新绵一叶覆之，以三襕紧系。待一二时辰，觉疼痛无妨，只待口鼻内蒜香为度。其效不可具述，癖消为度。

（2）黄连散

治小儿眉癣，药以黄连、大黄、黄芩、密陀僧、百药煎各等份、轻粉（少许），共为极细末，每用不以多少，油蜜调擦神效。

（3）沥青膏

治小儿黏疮，用药黄蜡、沥青各一两，园葵子、黄丹各三钱，共为末，小油三两，熬擦不须洗。

（4）绛玉散

治小儿头上并身上湿疳，时复痒痛，皮肤湿烂，久不愈。即黄丹（炒红）二两，绿豆粉（三两）炒黄，为末，清油调，鸡翎扫于疮上，后糁胜金散覆之，大有神效。胜金散方：石膏、黄芩各一两为末，先擦绛玉散后，不以多少，覆之神效。

（5）千金膏

治腊姑如神，一名蝼蛄，又治多日诸般恶疮。用药沥青四两，黄蜡三两，散绿（研）三钱，上先用小油三两熬温，入沥青、黄蜡化开搅匀，入散绿取下火，搅匀，滤入水中，瓷器内收之。每用时将药入水，捻作饼，于绯绵上贴之。

（6）软青膏

治一切风热疮，又治小儿头疮。药以沥青、黄蜡、芝麻油各十两，巴豆十四个，先将沥青、麻油、黄蜡熬成汁，次入巴豆，不住手搅，候巴豆焦黑，去巴豆不用，次入腻粉二钱，再搅极匀，放冷，敷疮上神良。

（7）羊蹄散

治小儿顽癣，久不瘥。药以白矾半两，羊蹄根（制）四两，上二味烂研，入米醋小半盏，同擦，不住擦之，后觉癣极痒，至痛即止，隔日洗去，再擦。

（8）麝香散

治小儿口疳，唇齿皆蚀损臭烂。药用硇砂四钱，砒三字，麝香少许，上各研细和匀，先以帛抹口。每用少许糁之，应是口齿疳疮皆可用，不可咽下，用之无不有效。

（9）涂唇膏

治襁褓小儿，咳嗽吐乳，久不愈。即石燕子一味为末，每用一捻，蜜少许调涂儿唇上，日三五次，不拘奶食前后。

（10）赤石脂散

该方为钱氏方，治小儿因痢后努䏚气下，推出肛门不入。药用赤石脂、伏龙肝各等份为末，每用半钱，敷肠头上，每日三次用之。

（11）涂囟法

此为钱氏方，用治伤寒。方以麝香（研）一字匕，牛黄（末）一字匕、青黛（末）一字匕，蜈蚣（末）半字，蝎尾（去毒炒末）半字匕、薄荷半字匕。上同研匀，熟枣肉剂成膏，新绵上涂匀，贴囟上四方，可出一指许，火上炙手热，频熨，百日里内外儿，可用此涂。

（12）浴体法

钱氏方，药以青黛三钱，天麻（末）二钱，乌梢肉（酒浸焙末）三钱，蝎尾（去毒炒）、朱砂（研）各半钱，白矾三钱，麝香一字匕，上七味，同研匀，入白矾末三钱和匀，每用三钱，水三碗，桃枝一握，并叶五七枚同煎十沸，温热得所，浴之，勿浴背上。主治胎肥、胎热、胎怯。

四、其他诸证

（一）风瘤

罗天益治疗风瘤，依然抓住风邪善行数变和络脉阻滞而气血不和的特征，治男子妇人五种癫痫，无问远年近日，发作无时，服诸药不效者，则用龙脑安神丸（茯神、人参、地骨皮、甘草、麦门冬、朱砂、乌犀屑、桑白皮、龙脑、麝香、马牙硝、牛黄、金箔），和匀，蜜丸弹子大。冬月温水化下，夏月凉水下，不拘时候服用。此方又治男子妇人虚劳发热咳嗽，新汲水一盏化下，其喘满痰嗽立止。又治男女语涩，舌强，口进二服，食后温水化下，效果卓著。

治风痫久不愈则用珠子辰砂丹 [山药、人参、远志、防风、紫石英、茯神、虎骨、虎睛、龙齿、五味子、石菖蒲、丹参、细辛、真（珍）珠末、辰砂] 以潜镇安神；风痫用参朱丸（人参、蛤粉、朱砂）治疗大有神效。五风痫病用乌龙丸（川乌、草乌、天仙子、五灵脂、黑豆）治疗。

治疗诸风心痫病则用神应丹（狐肝乌鸦、鸱枭、白矾、生犀角、野狸）。治疗风痰阻络之风痫，用坠痰丸（天南星）祛风化痰。或用琥珀寿星丸（南星、朱砂、琥珀）祛风化痰，镇心安神。若是癫痫日久，则用煮蓖麻子方（蓖麻子、黄连、荆芥）以清心安神。

案例

魏敬甫之子四岁，一长老摩顶授记，众僧念咒，因而大恐，遂惊搐，痰涎壅塞，目多白睛，项背强急，喉中有声，一时许方省。后每见衣皂之人，辄发，多服朱、犀、龙、麝镇坠之药，四十余日，前证仍在，又添行步动作神思如痴，命予治之，诊其脉沉弦而急。《黄帝针经》云：心脉满大，痫瘛筋挛，又肝脉小急，痫瘛筋挛。盖小儿血气未定，神气尚弱，因而惊恐，神无所依，又动于肝，肝主筋，故痫瘛筋挛。病久气弱小儿，易为虚实，多服镇坠寒凉之药，复损其气，故行步动作如痴。《内经》云：暴挛痫眩，足不任身，取天柱穴者是也。天柱穴乃足太阳之脉所发，阳痫附而行也。又云：癫痫瘛疭，不知所苦，两跷主之，男阳女阴。洁古老人云：昼发取阳跷申脉，夜发取阴跷照海，先各灸二七壮。阳跷申脉穴在外踝下容爪甲白肉际陷中，阴跷照海穴，在足内踝下陷中是也，次与沉香天麻汤（沉香、川乌、益智、甘草、姜屑、独活、羌活、天麻、黑附子、半夏、防风、当归）治之，服三剂而痊愈。(《卫生宝鉴·卷九·惊痫治验》)

按语： 中医学认为恐则气下，精竭而上焦闭；从下上者，引而去之。此案病人年幼，受惊之后症见惊风项急，故急以苦温之羌活、独活，引气上行，该药又入太阳之经故以为君药；天麻、防风辛温以散之，当归、甘草辛甘温，以补气血不足，又养胃气，故以为臣；黑附、川乌、益智仁大辛温之品，温阳散寒；而肾主五液，脾主涎，故以生姜、半夏燥湿化痰；以沉香辛温体重，清气去怯安神，故以为使。气味相合，升阳补胃而安。

（二）破伤风

破伤风属中医诊治之疑难重证，历来因角弓反张、口噤目呆，手足抽搐等症，归属于风证。罗天益认为基本病机属于风毒入里证，或外感风邪，或内伤生风，化为风毒之邪，蒙蔽清窍，导致神明不清。其在长期的临床实践中，对破伤风的诊治积累了丰富的经验。

如发生破伤风及洗头风，则用乌梢散（乌梢蛇、麻黄、草乌、蛮姜、黑附、川芎、白附、天麻、蝎梢）祛风通络，轻者立效，重者三五日见效。如遇破伤风见目瞪口噤不语，手足搐搦，项筋强急，不能转侧，发则不识人，则用朱砂丸（朱砂、半夏、川乌、凤凰衣、雄黄、麝香）潜镇安神，或以天麻丸（天麻、川乌、草乌、雄黄）祛风通络止痉，用温酒送下，则神效。

在破伤风的诊治中，罗天益常大胆使用川乌、草乌、雄黄等毒性峻猛之药，祛除风毒入里之证，起到猛药治疗重症之功。但他也指出，破伤风在其证候表现中，有四般恶证不可治：第一，头目青黑色；第二，额上汗珠不流；第三，眼小目瞪；第四，身上汗出如油。这四般恶证，或者肾水耗竭，或阴竭阳亡，或阴阳离决，故而难治。

（三）疬风

疬风，俗称为麻风病，其病势凶险，病证缠绵，经年不愈，且相互传染。关于疬风证的病机，罗天益指出："《内经》云：脉风成疬。又云：风气与太阳俱入，行诸脉俞，散于分肉之间，卫气相干，其道不利，故使肉愤而有疡。卫气有所凝而不行，故肌肉不仁也。夫疬风者有荣卫热胕，其气不清，故使鼻柱坏而色败。"（《卫生宝鉴·卷九·疬风刺法并治验》）可用局方升麻汤。疬风成癞，桦皮散主之，从少至多，服五七日后，灸承浆七壮，疮轻再灸，病愈再灸同上。若肺壅风毒，遍身疮疥，及瘾疹瘙痒，则用桦皮散（杏仁、荆芥穗、枳壳、桦皮、甘草）食后温酒调下，日进三服；同时用灸法同治，灸承浆，足阳明任脉之会；艾炷依小竹箸头大，不灸破血肉，日灸七壮至七七壮止，血脉通宣，其风应时立愈。亦有治疗疬风证之凌霄散（蝉壳、地龙、僵蚕、全蝎、凌霄花）祛风除邪；同时配合此剂外洗，效果更著。

根据疬风证病情的轻重虚实，罗天益还列如下方剂，如四圣保命丹（大黄、黄柏、苦参、荆芥、虾蟆）祛风燥湿。用祛风散（大蚕砂、东行蝎虎、柏叶）祛风通络。或可用柏叶汤以祛风胜湿。亦可以乌龙散（倒悬青灰、乌鸡子皮）用柏油调搽于破疮，治疗疬风证导致的皮损。亦可用神效天麻汤（胡麻、天麻、乳香）治疗，并配合灸腰眼四十壮，同时忌动风物之品。

发展至大风病年深久不愈，以至眉毛堕落，鼻梁崩塌，额颅肿破，则用换肌散（白花蛇、黑乌蛇、地龙、蔓荆子、威灵仙、荆芥、甘菊花、沙苑蒺藜、苦参、紫参、沙参、炙甘草、不灰木、木贼、九节菖蒲、天门冬、赤芍药、定风草、何首乌、胡麻子、木鳖子、草乌、苍术、川芎、天麻、细辛、当归、白芷）治疗，取效如神。

治疗大风病导致遍身瘾疹，瘙痒麻木等证，予以醉仙散（胡麻子、蔓荆子、牛蒡子、枸杞子、白蒺藜、苦参、栝蒌根、防风、轻粉）治疗，并清茶一盏调下。先于牙缝内出臭涎，浑身疼痛，次后便利脓血，病根乃去。亦可用加减何首乌散（何首乌、蔓荆子、石菖蒲、荆芥穗、甘菊花、枸杞子、威灵仙、苦参）治疗大风证导致的紫白癜风，症见筋骨疼痛，四肢少力，鼻梁崩塌，皮肤疮疥及手足皲裂，睡卧不稳，步履艰辛。在内服治疗的同时，亦可用如圣散（苦参、玄参、紫参、厚朴、荆芥、沙参、陈皮、麻黄、蔓荆子、防风、白芷、威灵仙、桃柳枝等）煎汤淋洗治疗疠风证。

疠风证属疑难危重病候，除口服药物和药物外洗之外，罗天益同时运用针刺、艾灸等法治疗此疾。刺其肌肉，故汗出百日，刺骨髓，汗出百日，凡二百日，鬓眉生而止针。其针刺治疗时间较长，说明凡此疑难顽固之证，必需长期治疗，方能获效。

案例

戊寅岁正月，段库使病大风，满面连颈极痒，眉毛已脱落，须以热汤沃之则稍缓，昼夜数次沃之，或砭刺亦缓。先师曰：脉风者疠风也。荣卫热胕，其气不清，故使鼻柱坏，皮肤色败。大风者风寒客于脉而不去，治之当刺其肿上。以锐针针其处，按出其恶气，肿尽乃止……以补气泻荣汤治之。（《卫生宝鉴·卷九·疠风刺法并治验》）

按语：该案患者病疠风，此为寒邪凝滞，营卫失和，故先以锐针刺之，再以补气泻荣汤治疗，方以升麻、连翘、桔梗、黄芩、生地黄、苏木、黄连、黄芪、全蝎、人参、白豆蔻、甘草、地龙、桃仁、蟅虫、胡桐泪、麝香、当归、水蛭为主组成，以连翘、黄芩、黄连、当归、水蛭、地龙等破血散热，通络去痒，以升麻黄芪益气升阳。

（四）鹤膝风

鹤膝风以其表现为膝关节肿大疼痛，而股胫肌肉消瘦为特征，形类似仙鹤膝部，故名鹤膝风。病由肾阴亏损，寒湿侵于下肢、流注关节所致。大多由"历节风"①发展而成。罗天益用蚖蛴丸（蚖蛴又名蝎子、白附子、阿魏、桂心、白芷、乳香、当归、北漏芦、芍药、威灵仙、地骨皮、牛膝、羌活、安息香、桃仁、没药）活血通络治疗。

（五）头风证和雷头风

头风之病，即经久难愈之头痛。其中头风发时闷痛，痛在一侧者，名偏头风。两太阳连脑痛者，名夹脑风。头风而见头面多汗，恶寒者，名首风。罗天益认为，头风之病机与肝经风盛有关。金来克之，是子来与母复仇也，若大便实者，泻青丸主之；虚者人参消风散主之，人参消风散由川芎、甘草、荆芥穗、羌活、防风、白僵蚕、茯苓、蝉壳、藿香叶、人参、厚朴、陈皮组成，可治诸风上攻、头目昏痛、项背拘急、肢体烦疼、肌肉蠕动、目眩旋晕、耳啸蝉鸣、眼涩、好睡、鼻塞多嚏、皮肤顽麻、瘙痒瘾疹等证。如头面诸风，偏正头痛，心肺邪热，痰热咳嗽，则用龙脑芎犀丸（石膏、川芎、生龙脑、生犀屑、山栀、朱砂、人参、茯苓、细辛、甘草、阿胶、麦门冬）调治。若头风发作则头昏目眩，脑痛耳鸣，鼻塞声重，则用神清散（檀香、人参、羌活、防风、薄荷、荆芥穗、甘草、石膏、细辛）消风壅，化痰涎。若雷头风表现为头面疙瘩肿痛，憎寒发热，四肢拘急，状如伤寒，用清震汤（升麻、苍术、荷叶）治疗则效。

（六）胞痹证治

"胞痹"一词，首见于《素问·痹论》篇"胞痹者，少腹膀胱，按之内痛，若沃以汤，涩于小便，上为清涕。"此处之"胞"具体为何脏？"胞痹"

---

① 历节风：即《金匮要略》之历节病，是以骨节疼痛遍历关节，痛势剧烈，日久可致骨节变形为主要临床表现的疾病。《诸病源候论》："历节风之状，短气自汗出，历节疼痛不可忍，屈伸不得是也。"相当于今之类风湿关节炎。

到底为何病？一直为古今许多医家所争辩。大多医家认为："胞痹"是由于湿热痹阻、忍溺不排、风寒湿外邪侵犯膀胱等原因，致膀胱气化失常，从而出现小腹胀满，小便艰涩不利，少腹部压痛之症。现代医学认为其泛指膀胱肌麻痹，或膀胱肌无力，不能排尿，而导致的排尿不畅、尿潴留等症。

罗天益对于"胞痹"的论治，以脾胃学说和三焦学说为主导，重视脏腑辨证，注重综合运用各种治法。其在论述本病之证治分型时提出小便不利之病因有三：若津液偏渗于肠胃，大便泄泻，而小便涩少，一也，宜分利而已；若热搏下焦津液，则热湿而不行，二也，必渗泄则愈；若脾胃气涩，不能通利水道下输膀胱而化者，三也，可顺气令施化而出也。体现了罗天益独特的辨证论治思路，现简要归结如下。

1. 重后天，从脾胃论治

脾为后天之本，主运化、升清、统摄等，人体所摄之水都赖脾之运化升清以布散周身。如脾的运化功能失常，水液不能布散周身而留滞于体内，即可产生湿、痰、饮等症，故《素问·至真要大论》有云："诸湿肿满，皆属于脾。"水湿阻滞，影响膀胱气化，则小便不出，少腹急结。故罗天益论治"胞痹"，重视调理脾胃。

（1）脾虚湿阻

罗天益认为若小便数而少，日夜约去二十余行，脐腹胀满，腰脚沉重，不得安卧，脉沉沉缓，时时带数，此因平素多食膏粱之品，湿热内蓄，不得施化，膀胱窍涩所致，当治以健脾益气、淡渗分利，方选茯苓琥珀汤：茯苓（去皮）、琥珀、白术各半两，泽泻一两，滑石七钱，猪苓（去皮）半两，甘草（炙）、官桂（去皮）各三钱。上八味为末，每服五钱，用长流甘澜水煎一盏，空心食前调下，待少时，以美膳压之。本方用健脾利水渗湿之茯苓为君，以渗泄水湿之滑石、猪苓、琥珀为臣，并佐以甘草、白术，因脾恶湿，湿气内蓄，则脾气不治，益脾胜湿，宜用甘药。

（2）水蓄不行

若病胞痹，脐腹痛，小便不行，此由脾虚不能运化水湿所致，以茯苓丸治之。药用防风（去芦）、细辛（去苗）、赤茯苓（去皮）、白术、附子、泽泻、官桂各半两，紫菀、栝蒌根、牛膝（酒浸）、黄芪、芍药、甘草（炙）各七钱五分，山药、生地黄、半夏（汤泡）、独活、山茱萸各二钱五分。上十八味为末，炼蜜丸如桐子大，每服十丸，食前温酒送下。

2. 倡三焦，从下焦论治

三焦为体内元气、津液输布排泄之通道，一身之水液代谢须赖三焦的水道通利才能正常地升降出入。可见下焦功能失常则多见二便失常，其中尤以湿热蕴结下焦，膀胱气化不利以及肾阳温化功能失常而小便淋沥为常见。罗天益在脏腑辨证的启示下首倡三焦寒热论治，善用利湿通淋、补肾温阳法论治胞痹。

（1）肾阳不足

肾阳不足，温运失司所致的胞痹，表现为脐腹痛，小便不利等，可选用巴戟丸、肾沥汤、参苓琥珀散及水芝丸等温肾助阳、利湿通淋。

①巴戟丸

治胞痹，脐腹痛，小便不利。巴戟（去心）一两半，远志（去心）三钱，桑螵蛸（麸炒黑）、山药、附子（炮，去皮脐）、生地黄、续断、杜仲（炙）各一两，菟丝子（酒浸）、石斛、鹿茸（酥炙）、五味子、龙骨、官桂、山茱萸各七钱半，肉苁蓉（酒浸）一两。上十六味为末，炼蜜丸如桐子大，每服三十丸，温酒送下，空心食前服之。

②肾沥汤

治胞痹小腹急，小便不利。杜仲（炒，去丝）、桑螵蛸（炒）、犀角屑、木通、五加皮、麦冬（去心）、桔梗各一两，赤芍药五钱。上八味为粗末，每服五钱，水一盏半，羊肾一个切，竹沥少许，同煎温服。

③参苓琥珀汤

若肾虚失于气化，膀胱不利致小便淋，茎中痛不可忍，相引胁下痛。罗天益自制参苓琥珀汤服之，大效。药用人参五分，茯苓（去皮）四分，川楝子（去核，锉炒）一钱，琥珀三分，生甘草一钱，玄胡索七分，泽泻、柴胡、当归梢各三分。上九味，㕮咀，都作一服，用长流水三盏，煎至一盏，去渣，空心食前温服。

④水芝丸

下焦真气虚弱，小便频多，日夜无度，罗天益以水芝丸治之，此方得之于高丽国王。用莲实（去皮，不以多少，先以好酒浸一二宿，用猪肚一个，却将酒浸莲实入在内，用水煮熟，取出将莲实切开，于火上焙干秤用）为末，醋糊丸如鸡头大，每服五十丸，空心食前温酒送下。

（2）肾阴亏虚

病人若因服热药过多，小便不利，或脐下闷痛不可忍，服诸药不效者，以滋阴化气汤治之。方用黄连（炒）、黄柏（炒）、甘草（炙）各等份，上㕮咀，每服三钱，水二盏，煎至一盏，去渣，食前温服，如昼不通者加知母。罗天益认为膀胱者津液之府，气化则能出焉。因服热药过度，乃亡阴也，二药助阴，使气得化，故小便得以通也。或以滋肾丸服之，其效更速。

（3）下焦湿热

肾气不足，膀胱有热，水道不通所引起的小便淋沥涩痛，治以利湿通淋为主。

①八正散

治心经邪热，一切蕴毒引起咽干口燥，大渴引饮，面热，烦躁不宁，目赤睛疼，唇焦鼻衄，口舌生疮，咽喉肿痛，及治小便赤涩，或癃闭不通，及热淋、血淋。方用瞿麦、萹蓄、车前子、滑石、山栀子仁、甘草（炙）、木通、大黄（面裹煨，去面切焙）各一斤。上为散，每服二钱，水一盏，入灯心，煎至七分，去渣，食后临卧温服，小儿量力少少与之。

②石韦散

如肾气不足，膀胱有热，水道不通，导致淋沥不宣，出少起数，脐腹急痛，蓄作有时，劳倦即发，或尿如豆汁，或便出砂石，治之以石韦散。芍药、白术、滑石、葵子、瞿麦各二两，石韦（去毛）、木通各二两，当归（去芦）、甘草（炙）、王不留行各一两。上为细末，每服二钱，食前煎小麦汤调下，日二三服。

③白花散

若膀胱有热，小便不通，罗天益则以申显卿所传之白花散治之，药用朴硝（不以多少）为末，每服二钱，食前用茴香汤调下。

④立效散

若下焦结热，小便黄赤，淋闭疼痛，或有血出，及大小便俱出血者，宜以立效散服之。甘草（炙）二钱，山栀子（去皮，炒）半两，瞿麦穗一两。上为末，每服五钱，至七钱，水一碗，入连须葱根七个，灯心五十茎，生姜五七片，同煎至七分，时时温服，不拘时候。

⑤海金沙散

如下焦湿热，气不施化，致小便淋涩，及或五种淋疾，癃闭不通，以海金沙散治之。方用木通、海金沙（研）、滑石、通草、瞿麦穗各半两，杏仁（去皮尖，炒）一两，上六味为末，每服五钱，水一盏半，灯草二十茎，煎至七分，去渣，食前温服。

⑥琥珀散

对于五种淋涩疼痛，小便有脓血出者，治以琥珀散，药用琥珀（研）一两，没药（研）一两，海金沙（研）一两，蒲黄（研）一两，上四味为末，每服三钱，食前用通草煎汤调下，日进二服。

⑦葵花散

治小便淋沥,以葵花散治之,经验方。即葵花根(一撮,洗净)。上锉碎,用水煎五七沸服。

⑧灸法

罗天益临证善用灸法,如治小便淋涩不通,用食盐不以多少,炒热放温,填脐中,却以艾灸七壮,艾炷如箸头大,小便自出。

3. 开上启下,肺与膀胱同治

罗天益认为,"胞痹"之病机为"风寒湿邪气,客于胞中,则气不能化出,故胞满而水道不通。其证小腹膀胱按之内痛,若沃以汤,涩于小便。以足太阳经,其直行者上交巅入络脑,下灌鼻窍,则清涕也。"(《卫生宝鉴·卷十七·胞痹门》)故其在选方用药中亦体现出宣肺以通利膀胱,开上启下之妙。如在茯苓丸中以防风,细辛、紫菀等祛风解表、开泄肺郁,配以健脾利湿之品共奏通利膀胱之功;在黄芩清肺汤证中明确提出此方"治因肺燥而得之,小便不通",故黄芩、栀子共用以清肺热、解膀胱之急。现归结如下。

(1)黄芩清肺汤

治因肺燥而得之,小便不通,药用黄芩二钱,栀子(擘破)两个,上作一服,水一盏半,煎至七分,去渣,食后温服,不利加盐豉二十粒。

(2)红秫散

治因肺气不利致小便不通,上喘,方用萹蓄一两半,灯心草一百根、红秫黍根二两。上咬咀,每服五钱,用河水二盏,煎至七分,去渣,空心食前热服。

4. 灵活取材从外科论治

中医导尿术由来已久,唐代有孙思邈葱管导尿之说,而罗天益则首创用猪尿胞与翎筒结合的新的导尿法。其方法为:用猪尿胞一个,底头出一小孔，用翎筒通过，放在孔内，根底细线系定。翎筒口子细杖子堵定，用蜡封尿胞口，向膀胱里吹满气七分，系定。再用手捻定翎筒根头，再以黄蜡堵塞其翎筒，放在尿道内，放开翎管堵头，以手按压膀胱，使其气通入里，则小便自出而愈，其效如神。本法以翎筒为管，通过将猪尿胞中的空气挤入膀胱，增加膀胱内压力，并疏通尿道，使尿液顺翎筒流入猪尿胞。对于多种原因引起的尿道阻塞致小便不通，诸药治之不效的急症，此法均有良效。此外科导尿术对比当时以内科汤药为主治疗胞痹实属高明。

总之，"胞痹"系湿热痹阻或风寒湿外邪侵犯膀胱，使膀胱气化失常所致的小便艰涩不利之证。前代医家多单从肾或下焦湿热论治，而罗天益在继承前人学术思想的基础上，不断创新，独创从脾胃、三焦、肺脏辨治并配以灸法及外科导尿法，形成了其独特的胞痹病证治思路，此为后代医家临证时提供了更为广阔的辨证视角。

五、医案鉴析

《卫生宝鉴》所载医案较多，尤难能可贵的是记录了许多误治医案，教人免蹈覆辙。今将全书医案汇集为一章，并分为有效验案赏析和误治医案医话鉴析两部分。

（一）验案赏析

罗天益之为医，深究《内经》之旨，效法仲景之法，承东垣之学，以为依据，不为浮议之所摇，胸中了然而无所滞，岂验方而用药者比也。其治病验，论理清，可鉴后学。《卫生宝鉴》记录临床验案甚多，今摘录以供鉴赏、参考。

1. 中风

曹通甫外郎妻萧氏，六旬有余，孤寒无依。春月忽患风疾，半身不遂，语言謇涩，精神昏愦，口眼㖞斜……予刺十二经井穴，接其经络不通，又灸肩井、曲池。详病时月，处药服之，减半。予曰：不须服药，病将自愈。明年春，见行步如故。(《卫生宝鉴·卷二·用药无据反为气贼》)

按语： 罗天益承东垣之学，临证重视固护脾胃，极力反对春服宣泄之药或无病乱服药，其针灸应用更是出神入化。本案夫人年六旬有余，先后天之本始衰，虽病中风，治当固护正气，忌乱用药。罗天益针刺其十二经井穴，助气血流通而驱邪外出，再灸肩井、曲池疏通经络，如此则邪散而正不伤，故不药而愈。

2. 中气不足

佚庵刘尚书第五子太常少卿叔谦之内李氏，中统三年春，欲归宁父母不得，情动于中，又因劳役，四肢困倦，躁热恶寒，时作疼痛，不欲食，食即呕吐，气弱短促，怠惰嗜卧。医作伤寒治之，解表发汗。次日传变，又以大小柴胡之类治之。至十余日之后，病证愈剧。病家云：前药无效，莫非他病否？医曰：此伤寒六经传变，至再经传尽，当得汗而愈。翌日，见爪甲微青黑色，足胫至腰如冰冷，目上视而睛不转晴，咽溢不利，小腹冷，气上冲心而痛，呕吐不止，气短欲绝。召予治之，予诊其脉沉细而微，不见伤寒之证。此属中气不足，妄作伤寒治之，发表攻里，中气愈损，坏证明矣。太夫人泣下避席曰：病固危困，君尽心救治！予以辛热之药，既温中益气汤：附子(炮，去皮脐)、干姜(炮)各五钱，草豆蔻、甘草(炙)各三钱，益智仁、白芍药、丁香、藿香、白术各二钱，人参、陈皮、吴茱萸各一钱半，当归一钱。上十三味，㕮咀，每服五钱，水二盏，煎至一盏，去渣，温服食前，病势大者，服一两重。当即㕮咀一两，作一服，至夜药熟而不能饮，续续灌下一口，饮至半夜，稍有呻吟之声，身体渐温，忽索粥饮。至旦食粥两次，又煎一服，投之。至日高，众医皆至，诊之曰：脉生证回矣，众喜而退。后越三日，太夫人曰：病人大便不利，或以用脾约丸润之可乎？予曰：前证用大辛热之剂，阳生阴退而愈，若以大黄之剂下之，恐寒不协，转生他证。众以为不然，遂用脾约丸二十丸润之，至夜下利而行。翌日面色微青，精神困弱，呕吐复作。予再以辛热前药温之而愈矣。《内经》云：寒淫于内，治以辛热，佐以苦甘温。附子、干姜大辛热，助阳退阴，故以为君；丁香、藿香、豆蔻、益智、茱萸辛热，温中止吐，用以为臣；人参、当归、白术、陈皮、白芍药、炙甘草苦甘温，补中益气，和血脉协力，用以为佐使矣。(《卫生宝鉴·卷十八·中气不足治验》)

按语：此医案患者因劳倦伤身，症见燥热、恶寒、疼痛、食则呕吐、倦怠，他医以为伤寒外感，予以解表之法，然发汗之后，脾气愈虚，原本属于中气不足，误用汗法，导致正气愈虚，故病情加重，小腹冷、呕吐不绝，气短欲绝，脉沉细而微，正气大伤，罗天益审证辨治，予以温中之剂治之，才有卓效。此医案为罗天益善用温补之剂，救逆回阳之典型案例，当深习之。

3. 疝气

赵运使夫人，年五十八岁，于至元甲戌三月中，病脐腹冷疼，相引胁下，痛不可忍，反复闷乱，不得安卧，予先灸中庭穴，继以当归四逆汤主之：当归尾七分，附子（炮）、官桂、茴香（炒）、柴胡各五分，芍药四分，茯苓、玄胡索、川楝子（酒煮）各三分，泽泻二分。上十味，㕮咀，作一服，水二盏半，煎至一盏，去渣，温服，空心食前，数服而愈。《难经》云：任之为病，内结七疝，此寒积所致也。《内经》云：寒淫于内，治以辛热，佐以苦温。以附子、官桂甘辛大热，助阳退阴，用以为君。玄胡、茴香辛温，除下焦虚寒；当归辛温，和血止痛，故以为臣。芍药之酸寒，补中焦之气，又防热药损其肝温；泽泻咸平，茯苓甘平，去膀胱中留垢；川楝子苦寒，酒煮之止痛，又为引用，乃在下者引而竭之之意也；柴胡苦平，行其本经，故以为使也。中庭一穴，在膻中下一寸六分陷者中，任脉

气所发，可灸五壮，针入三分，或灸二七壮、三七壮效。(《卫生宝鉴·卷十八·疝气治验》)

按语： 中阳虚衰，阴寒内结之证，先以温灸调和脉气，后继以当归四逆汤温中散寒之剂以祛除阴寒之邪。灸药并用，正好切中罗天益针药并用的学术特点。

4. 癖积

真定总管董公长孙，年十一岁，病癖积。左胁下硬如覆手，肚大青筋，发热肌热，咳嗽自汗，日晡尤甚，牙疳臭恶，宣露出血，四肢困倦，饮食减少。病甚危笃，召太医刘仲安先生治之，约百日可愈。先与沉香海金沙丸：沉香二钱，海金沙、轻粉各一钱，牵牛头末一两。上为末。研独头蒜如泥丸，如桐子大，每服五十丸，煎灯草汤送下。一服下秽物两三行。次日，合塌气丸：陈皮、萝卜子(炒)各半两，木香、胡椒各三钱，草豆蔻(去皮)、青皮各三钱，蝎梢(去毒)二钱半。上为末，糊丸如桐子大，每服三十丸，食后米饮下，日三服。服之十日，复以沉香海金沙丸再利之，又令服塌气丸。如此互换，服至月余，其癖减半，未及百日良愈。(《卫生宝鉴·卷十九·癖积治验》)

按语： 此案非罗天益之医案，为其所录刘仲安先生之医案。罗天益身为太医，共为亲历，录验于此，以鉴后学。此案极像当今之鼓胀或者积聚之重症，此病系肝脾肾三脏兼虚，气血水湿停滞腹中，辨治过程中消补兼施，虚实兼顾，未至百日而良效，值得思考。癖积之病，生于胁下，总为痰气交阻，留滞胁下，并夹湿热之邪，故缠绵难愈。先予沉香、海金沙下气消积，后予塌气丸温中祛湿，化痰通络。治气与祛痰交替进行，则其癖减半。

5. 小儿夏季身热萎黄

一小儿身体蒸热，胸膈烦满，皮肤如渍橘之黄，眼中白睛亦黄，筋骨痿弱，不能行立。此由夏季之热，加以湿气而蒸热，搏于经络，入于骨髓，使脏气不平，故脾遂乘心，湿热相和而成此疾也。予用加减泻黄散主之。黄连、茵陈各五分，黄柏、黄芩各四分，茯苓、栀子各三分，泽泻二分。上㕮咀，都作一服，水一大盏，煎至六分，去渣，稍热服。后一服减半，待五日再服而良愈。按：盖心火实则身体蒸热，胸膈烦满，脾湿胜则皮肤如溃橘之黄。有余之气，必乘己所胜而侮不胜，是肾肝受邪，而筋骨痿弱，不能行立。《内经》言：脾热者色黄而肉蠕动。又言湿热成痿，信哉斯言也。此所谓子能令母实，实则泻其子也。若脾土退其本位，肾水得复，心火自平矣。又《内经》曰：治痿独取于阳明，正谓此也。《内经》云：土位之主，其泻以苦。又云：脾苦湿，急食苦以燥之。故用黄连、茵陈之苦寒，除湿热为君。肾欲坚，急食苦以坚之，故以黄柏之苦辛寒强筋骨为臣。湿热成烦，以苦泻之，故以黄芩栀子之苦寒止烦除满为佐。湿淫于内，以淡泄之，故以茯苓泽泻之甘淡利小便，导湿热为使也。（《卫生宝鉴·卷十九·小儿夏季身热萎黄治验》）

按语： 小儿夏季萎黄，属于脾气不足，邪热与湿热相合，用泻黄散与茵陈蒿汤加减化裁，虚实兼顾，效果卓著，实属妙方。

6. 北方脚气

中书黏合公，年四旬有余，躯干魁梧。丙辰春，从征至扬州北之东武隅，脚气忽作。遍身肢体微肿，其痛手不能近，足胫尤甚，履不任穿。跣以骑马，控两镫而以竹器盛之，以困急来告。予思《内经》有云：饮发于中，胕肿于上。又云：诸痛为实，血实者宜决之。以三棱针数刺其肿上，血突出高二尺余，渐渐如线流于地，约半升许，其色紫黑，顷时肿消痛减。以当归拈痛汤：甘草（炙）、茵陈蒿（酒炒）、酒黄芩、羌活各半两，防风、知母（酒洗）、猪苓（去皮）、泽泻、当归身各三钱，苦参（酒洗）、升麻、黄芩（炒）、人参、葛根、苍术各二钱，白术一钱半。上㕮咀一两半服之，是夜得睡，明日再服而愈。《本草十剂》云：宣可去壅，通可去滞。《内经》云：湿淫于内，治以苦温。羌活苦辛，透关节而胜湿，防风甘辛温，散经络中留湿，故以为主。水性润下，升麻、葛根苦辛平，味之薄者阴中之阳，引而上行以苦发之也。白术苦甘温，和中胜湿，苍术体轻浮，气力雄壮，能去皮肤腠理间湿，故以为臣。夫血壅而不流则痛，当归身辛温以散之，使血气各有所归，人参甘草甘温，补脾胃，养正气，使苦剂不能伤胃。仲景云：湿热相合，肢节烦疼。苦参、黄芩、知母，茵陈苦寒，乃苦以泄之者也，凡酒制炒以为因用，治湿不利小便，非其治也。猪苓甘温平，泽泻咸平，淡以渗之，又能导其留饮，故以为佐。气味相合，上下分消其湿，使壅滞之气得宣通也。（《卫生宝鉴·卷二十二·北方脚气治验》）

按语： 此案系罗天益针药并施治疗脚气之医案，湿毒浸淫，足胫肿痛，先以针刺放血以泻其实，续以当归拈痛汤温散留滞之浊邪，两剂而愈。一定程度上也反映了罗天益温中补虚思想的主导地位。

7. 胻寒

征南副元帅大忒木儿，年六旬有八，戊午秋征南，予从之。过扬州十里，时仲冬，病自利完谷不化，脐腹冷疼，足胻寒，以手搔之，不知痛痒。尝烧石以温之，亦不得暖。予诊之，脉沉细而微。予思之，年高气弱，深入敌境，军事烦冗，朝暮形寒，饮食失节，多饮乳酪，履于卑湿，阳不能外固，由是清湿袭虚，病起于下，故胻寒而逆。《内经》云：感于寒而受病，微则为咳，盛则为泄为痛，此寒湿相合而为病也。法当急退寒湿之邪，峻补其阳，非灸不能病已。先以大艾炷于气海，灸百壮，补下焦阳虚。次灸三里二穴各三七壮，治胻寒而逆，且接引阳气下行。又灸三阴交二穴，以散足受寒湿之邪。遂处方加减白通汤：附子（炮，去皮脐）、干姜（炮）各一两，官桂（去皮）、甘草（炙）、半夏（汤泡七次）、草豆蔻（面裹煨）、人参、白术各半两。上八味，㕮咀，每服五钱，水二盏半，生姜五片，葱白五茎，煎一盏三分，去渣，空心宿食消尽，温服。不数服泻止痛减，足胻渐温。调其饮食，逾十日平复。明年秋，过襄阳，值霖雨，阅旬余，前证复作。再依前灸添阳辅，各灸三七壮，再以前药投之，数服良愈。寒淫所胜，治以辛热。湿淫于外，平以苦热，以苦发之。以附子大辛热助阳退阴，温经散寒，故以为君。干姜、官桂、大热辛甘，亦除寒湿，白术、半夏、苦辛温而燥脾湿，故以为臣。人参、草豆蔻、炙甘草、甘辛大温，温中益气，生姜大辛温，能散清湿之邪，葱白辛温，以通上焦阳气，故以为佐。又云：补下治下，制以急。急则气味厚，故大作剂服之。（《卫生宝鉴·卷二十二·胻寒治验》）

按语： 年高体虚之人，脾气不足，仲冬感寒，外寒引动内寒，阳气不能外固，脐腹冷痛，足胫冷，故先灸气海，次灸三里，且接引阳气，又灸三阴交，后以加减白通汤温散寒邪，效果显著，后病复发，以相同方法治疗仍有效。

8. 风痰

参政杨公七旬有二，宿有风疾。于至元戊辰春，忽病头眩眼黑，目不见物，心神烦乱，兀兀欲吐、复不吐，心中如懊憹之状，头偏痛，微肿而赤色，腮颊亦赤色，足胻冷，命予治之。予料之，此少壮之时，喜饮酒，久积湿热于内，风痰内作。上热下寒，是阳不得交通，痞之象也。经云：治热以寒。虽良工不敢废其绳墨，而更其道也。然而病有远近，治有轻重。参政今年高气弱，上焦虽盛，岂敢用寒凉之剂损其脾胃。经云：热则疾之。又云：高巅之上，射而取之。予以三棱针约二十余处刺之，其血紫黑，如露珠之状。少顷，头目便觉清利，诸证悉减。遂处方天麻半夏汤：天麻、半夏各一钱，橘皮（去白）、柴胡各七分，黄芩（酒制炒）、甘草、白茯苓（去皮）、前胡各五分，黄连（去须）三分。上九味，吹咀，都为一服，水二盏，生姜三片，煎至一盏，去渣，温服，食后，忌酒面生冷物。服之数服，邪气平，生气复而安矣。眼黑头眩，虚风内作，非天麻不能除。天麻苗谓之定风草，此草独不为风所摇，故以为君。头偏痛者，乃少阳也，非柴胡、黄芩酒制不能治；黄连苦寒，酒炒以治上热，又为因用，故以为臣。橘皮苦辛温，炙甘草甘温补中益气为佐。生姜、半夏辛温，能治风痰，茯苓甘平利小便，导湿热引而下行，故以为使。(《卫生宝鉴·卷二十二·风痰治验》)

按语： 风淫于内，湿热久积，化为风痰，上热下寒，同样针药并施，先取三棱针放血以泄上焦热，后以半夏天麻汤以祛其风痰之邪，已达虚实兼顾之效。

9. 上热下寒

中书右丞姚公茂，六旬有七，宿有时毒。至元戊辰春，因酒病发，头面赤肿而痛，耳前后肿尤甚，胸中烦闷，咽嗌不利，身半以下皆寒，足胫尤甚。由是以床相接作炕，身半以上卧于床，身半以下卧于炕。饮食减少，精神困倦而体弱，命予治之。诊得脉浮数，按之弦细，上热下寒明矣。遂于肿上约五十余刺，其血紫黑如露珠之状，顷时肿痛消散。又于气海中火艾炷灸百壮，乃助下焦阳虚，退其阴寒。次于三里二穴，各灸三七壮，治足胻冷，亦引导热气下行故也。遂处一方，名曰既济解毒汤：大黄（酒蒸，大便利勿用）、黄连（酒制炒）、黄芩（酒制炒）、甘草（炙）、桔梗各二钱，柴胡、升麻、连翘、当归身各一钱。上㕮咀，作一服，水二盏，煎至一盏，去渣，食后温服，忌酒、湿面、大料物及生冷硬物。投剂之后，肿消痛减，大便利，再服减大黄，慎言语，节饮食，不旬日良愈。《内经》云：热胜则肿。又曰：春气者病在头。《难经》云：蓄则肿热，砭射之也，盖取其易散故也。以热者寒之，然病有高下，治有远近，无越其制度。以黄芩、黄连苦寒酒制炒，亦为因用，以泻其上热，以为君。桔梗、甘草辛甘温上升，佐诸苦药以治其热；柴胡、升麻苦平，味之薄者阳中之阳，散发上热以为臣。连翘苦辛平，以散结消肿，当归辛温和血止痛，酒煨大黄苦寒，引苦性上行至巅，驱热而下以为使。(《卫生宝鉴·卷二十三·上热下寒治验》)

按语：上热下寒之案，头面赤肿而痛，胸中烦闷，下半身皆寒，足胫尤寒，并精神困倦，饮食较少，先以肿处针刺放血，复以艾灸气海、三里以温阳而导热下行，后以既济解毒汤寒热共治，用药之妙重在大黄，大便利勿用，用酒煨去其苦寒之性，保留其引苦性上至巅顶，泻热以釜底抽薪，是以效果卓著。

10. 阳证

真定府赵吉夫，约年三旬有余，至元丙寅五月间，因劳役饮食失节，伤损脾胃。时发烦躁而渴，又食冷物过度，遂病身体困倦头痛，四肢逆冷呕吐，而心下痞。医者不审，见其四肢逆冷，呕吐心下痞，乃用桂末三钱，以热酒调服，仍以绵衣覆之，作阴毒伤寒治之。须臾汗大出，汗后即添口干，舌涩，眼白睛红，项强硬，肢体不柔和，小便淋赤，大便秘涩，循衣摸床，如发狂状。问之则言语错乱，视其舌则赤而欲裂。朝轻暮剧，凡七八日。家人皆自谓危殆，不望生全，邻人吉仲元举予治之。诊其脉六七至，知其热证明矣。遂用大承气汤苦辛大寒之剂一两，作一服服之，利下三行，折其胜势。翌日，以黄连解毒汤大苦寒之剂二两，使徐徐服之以去余热。三日后，病十分中减之五六。更与白虎加人参汤约半斤，服之，泻热补气，前证皆退。戒以慎起居，节饮食，月余渐得平复。《内经》曰：凡用药者，无失天时，无逆气宜，无翼其胜，无赞其复，是谓至治。又云：必先岁气，无伐天和。当暑气方盛之时，圣人以寒凉药，急救肾水之原，补肺金之不足。虽有客寒伤人，仲景用麻黄汤内加黄芩、知母、石膏之类。发黄发狂，又有桂枝汤之戒。况医者用桂末热酒调服，此所谓差之毫厘，谬之千里，此逆仲景之治法。经云：不伐天和，不赞其复，不翼其胜，不失气宜，不然，则故病未已，新病复起矣。(《卫生宝鉴·卷二十三·阳证治验》)

按语： 此案患者虽有四肢逆冷，却为真热假寒之证，若不明辨其烦躁而渴，舌象脉象反映的真热在里之征象，断然不敢用承气汤之类的。明辨寒热，则用之效著，才可起死回生。

11. 阴黄

至元丙寅六月，时雨霖霪，人多病瘟疫。真定韩君祥，因劳役过度，渴饮凉茶，及食冷物，遂病头痛，肢节亦疼，身体沉重，胸满不食。自以为外感伤，用通圣散两服，药后添身体困甚，方命医治之。医以百解散发其汗，越四日，以小柴胡汤二服，后加烦热躁渴。又六日，以三一承气汤下之，躁渴尤甚。又投白虎加人参柴胡饮子之类，病愈增。又易医用黄连解散汤、朱砂膏、至宝丹之类。至十七日后，病势转增传变，身目俱黄，肢体沉重，背恶寒，皮肤冷，心下痞硬，按之而痛，眼涩不欲开，目睛不了了，懒言语，自汗，小便利，大便了而不了。命予治之。诊其脉紧细，按之虚空，两寸脉短不及本位。此证得之因时热而多饮冷，加以寒凉药过度，助水乘心，反来侮土，先因其母，后薄其子。经云：其所不胜乘所胜也，时值霖雨，乃寒湿相合，此为阴证发黄明也。予茵陈附子干姜汤：附子（炮，去皮脐）三钱，干姜（炮）二钱，茵陈一钱二分，白术四分，草豆蔻（面裹煨）一钱，白茯苓（去皮）三分，枳实（麸炒）、半夏（汤泡七次）、泽泻各半钱，陈皮（去白）三分。上十味，吹咀，为一服，水一盏半，生姜五片，煎至一盏，去渣，凉服，不拘时候。煎服一两，前证减半，再服悉去。又与理中汤服之，数日气得平复。《内经》云：寒淫于内，治以甘热，佐以苦辛。湿淫所胜，平以苦热，以淡渗之，以苦燥之。附子、干姜，辛甘大热，散其中寒，故以为主。半夏、草豆蔻，辛热，白术、陈皮苦甘温，健脾燥湿，故以为臣。生姜辛温以散之，泽泻甘平以渗之，枳实苦微寒，泄其痞满，茵陈苦微寒，其气轻浮，佐以姜附，能去肤腠间寒湿而退其黄，故为佐使也……发黄皆以为热，今暑隆盛之时，又以热药治之，何也？予曰：理所当然，不得不然。成无己云：阴证有二，一者始外伤寒邪，阴经受之，或因食冷物伤太阴经也。二者始得阳证，以寒治之，寒凉过度，变阳为阴也。今君因天令暑热，冷物伤脾，过服寒凉，阴气大胜，阳气欲绝，加以阴雨，寒湿相合，发而为黄也，仲景所谓当于寒湿中求之。李思顺云：解之而寒凉过剂，泻之而逐寇伤君，正以此也。圣圣之制，岂敢越哉！或者曰：洁古之学，有自来矣。（《卫生宝鉴·卷二十三·阴黄治验》）

按语：此证得之因饮冷，又寒凉药过度，寒湿相合，阴证发黄，予茵陈附子干姜汤正合病机，同时兼顾脾胃之气，后以理中汤健脾益气固本。

12. 肢节肿痛

真定府张大，年二十有九，素好嗜酒。至元辛未五月间，病手指节肿痛，屈伸不利，膝膑亦然，心下痞满，身体沉重，不欲饮食，食即欲吐，面色萎黄，精神减少。至六月间，来求予治之。诊其脉沉而缓，缓者脾也。《难经》云：腧主体重节痛，腧者脾之所主。四肢属脾，盖其人素饮酒，加之时助，湿气大胜，流于四肢，故为肿痛……宜以大羌活汤主之：羌活、升麻各一钱，独活七分，苍术、防风（去芦）、威灵仙（去芦）、白术、当归、白茯苓（去皮）、泽泻各半钱。上十味，咬咀，作一服，水二盏，煎至一盏，去渣温服，食前一服，食后一服，忌酒面、生冷、硬物。《内经》云：诸湿肿痛，皆属脾土。仲景云：湿流关节，肢体烦痛，此之谓也。《内经》云：湿淫于内，治以苦温，以苦发之，以淡渗之。又云：风能胜湿，羌活、独活，苦温透关节而胜湿，故以为君。升麻苦平，威灵仙、防风、苍术、苦辛温发之者也，故以为臣。血壅而不流则痛，当归辛温以散之。甘草甘温，益气缓中，泽泻咸平，茯苓甘平，导湿而利小便，以淡渗之也。使气味相合，上下分散其湿也。（《卫生宝鉴·卷二十三·肢节肿痛治验》）

按语：此案患者以手指节肿痛，屈伸不利，膝膑亦然，心下痞满，身体沉重，不欲饮食，食即欲吐，面色萎黄，精神减少为主症，责之于脾虚湿盛，湿邪流注关节，导致气血不和，肢节肿痛，故以健脾祛湿，益气和血，通络止痛，疼痛缓解。

13. 恶风

中书左丞张仲谦，年五十二岁，至元戊辰春正月，在大都患风证。半身麻木，一医欲汗之，未决可否，命予决之。予曰：治风当通因通用，汗之可也。然此地此时，虽交春令，寒气独存，汗之则虚其表，必有恶风寒之证。仲谦欲速瘥，遂汗之，身体轻快。后数日，再来邀予视之曰：果如君言，官事繁剧，不敢出门，常如之何？予曰：仲景云：大法夏宜汗，阳气在外故也。今时阳气尚弱，初出于地，汗之则使气亟夺。卫气失守，不能肥实腠理，表上无阳，见风必大恶矣。《内经》曰：阳气者卫外而为固也。又云：阳气者若天与日，失其所则折寿而不彰。当汗之时，犹有过汗之戒，况不当汗而汗者乎？遂以黄芪建中汤加白术服之，滋养脾胃，生发荣卫之气，又以温粉扑其皮肤，待春气盛，表气渐实，即愈矣。《内经》曰：心不可伐，时不可违，此之谓也。治之以黄芪建中汤加白术，滋养中焦脾胃之气以生发荣卫之气。方中桂枝、生姜扶阳，甘草、大枣、胶饴益胃，芍药敛阴，诸药相合，从乎中治。黄芪、白术益气固表，标本兼顾。是方如魏荔彤云：若平易无奇，而实王道之至神者也。（《卫生宝鉴·卷二十三·时不可违》）

按语：年高之人，中焦脾胃虚弱，春生之气，罹患风证，虽有风证，不可发汗，恐伤其表，贸然发汗，必至卫外虚弱，体虚不固。治当滋养脾胃，充实卫表，则标本兼顾。治之以黄芪建中汤加白术，滋养中焦脾胃之气以生发荣卫之气。方中桂枝、生姜扶阳，甘草、大枣、胶饴益胃，芍药敛阴，诸药相合，从乎中治。黄芪、白术益气固表，标本兼顾。

14. 不妄服药

省郎中张子敬，六十七岁，病眼目昏暗，唇微黑色，皮肤不泽，六脉弦细而无力。一日出示治眼二方，问予可服否？予曰：此药皆以黄连大苦之药为君，诸风药为使，凡人年五十，胆汁减而目始不明。《内经》云：土位之主，其泻以苦，诸风药亦皆泻土。人年七十，脾胃虚而皮肤枯，重泻其土，使脾胃之气愈虚，而不能营运营卫之气，滋养元气。胃气不能上行，膈气吐食诸病生焉。又已年高衰弱，起居皆不同，此药不可服。只宜慎言语，节饮食，惩忿窒欲，此不治之治也。子敬以为然。明年春，除关西路按察使。三年致仕还，精神清胜，脉遂平和，此不妄服寒药之效也。《内经》曰：诛罚无过，是谓大惑，解之可也。(《卫生宝鉴·卷二十三·解惑》)

按语： 眼部病变，医者多以清肝明目治疗，多以大苦大寒之品以清泻之，但罗天益强调针对年高体弱之人，切忌过用苦寒之品，需要顾护脾胃之气，这也反映了罗天益重视脾胃的学术观点。

15. 真热假寒证

两省参议官常德甫，至元申戌三月间，赴大都，路感伤寒证。勉强至真定，馆于常参谋家，迁延数日，病不瘥。总府李经历并马录事来求治，予往视之。诊得两手六脉沉数，外证却身凉，四肢厥逆，发斑微紫，见于皮肤；唇及齿龈破裂无色，咽干声嘎，默默欲眠，目不能闭，精神郁冒，反侧不安。此证乃热深厥亦深，变成狐惑，其证最急。询之从者，乃曰：自内丘县感冒头痛，身体拘急，发热恶寒，医以百解散发之，汗出浃背，殊不解。每经郡邑，治法一同，发汗极多，遂至如此。予详其说，兼以平昔膏粱积热于内，已燥津液。又兼发汗过多，津液重竭，因转属阳明，故大便难也。急以大承气下之，得更衣。再用黄连解毒汤，病减大半。复与黄连犀角汤，数日而安，自此德甫交情愈厚也。(《卫生宝鉴·卷六·阳证治验》)

按语： 高寒之地，感受伤寒，四肢逆冷，六脉沉数，皮肤发斑，默默欲眠，因大便不通则里热欲出无由，以致故以热深厥深，热毒深入营血分，阻遏阳气外达。故以大承气汤急下里实以存真阴，再用黄连解毒汤清解全身热毒，复与黄连犀角汤清营凉血兼资营阴。如此秩序井然而又环环相扣，故其治必愈。

16. 风中腑兼中脏

顺德府张安抚，字耘夫，年六十一岁，于己未闰十一月初，患风证。半身不遂，语言謇涩，心神昏愦，烦躁自汗，表虚恶风，如洒冰雪，口不知味，鼻不闻香臭，闻木音则惊悸，小便频多，大便结燥。若用大黄之类下之，却便饮食减少不敢用，不然则满闷。昼夜不得瞑目而寐，最苦，于此约有三月余。凡三易医，病全不减。至庚申年三月初七日，又因风邪，加之痰嗽，咽干燥，疼痛不利，唾多，中脘气痞似噎。予思《内经》有云：风寒伤形，忧恐忿怒伤气，气伤脏乃病，脏病形乃应。又云：人之气以天地之疾风名之。此风气下陷入阴中，不能生发上行，则为病矣。又云：形乐志苦，病生于脉。神先病也，邪风加之。邪入于经，动无常处。前证互相出见，治病必求其本，邪气乃覆。论时月则宜升阳，补脾胃，泻风木；论病则宜实表里，养卫气，泻肝木，润燥，益元气，慎喜怒，是治其本也，宜以加减冲和汤治之。柴胡、黄芪各五分，升麻、当归、甘草（炙）各三分，半夏、黄柏、黄芩、人参、陈皮、芍药各二分。上十一味，㕮咀，作二服，水二盏，煎至一盏，去渣，温服。如自汗，加黄芪半钱。嗽者加五味子二十粒。昼夜不得睡，乃因心事烦扰，心火内动，上乘阳分，卫气不得交入阴分，故使然也。以朱砂安神丸服之，由是昼亦得睡。十日后，安抚曰：不得睡三月此有余，今困睡不已，莫非他病生否？予曰：不然。卫气者，昼则行阳二十五度，夜则行阴亦二十五度。此卫气交入阴分，循其天度，故安抚得睡也，何病之有焉？止有眼白睛红，隐涩难开，宜以当归连翘汤洗之。黄连、黄柏各五分，连翘四分，当归、甘草各三分。上作一服，水二盏，煎至一盏，去渣，时时热洗之。十三日后，至日晡，微有闷乱不安，于前冲和汤中，又加柴胡三分，以升少阳之气，饮三服。至十五日，全得安卧，减自汗恶寒躁热，胸膈痞。原小便多，服药之后，小便减少，大便一二日一行。鼻闻香，口知味，饮食如常。脉微弦而柔和，按之微有力。止有咽喉中妨闷，会厌后肿，舌赤，早晨语言快利，午后微涩，宜以玄参升麻汤治之。升麻、黄连各五分，黄芩（炒）四分，连翘、桔梗各三分，鼠粘子、玄参、甘草、白僵蚕各二分，防风一分。上十味，㕮咀，作一服，水二盏，煎至七分，去渣，稍热噙漱，时时咽之，前证良愈。止有牙齿无力，不能嚼物，宜用牢牙散治之，羊筒骨灰、升麻各三钱，生地黄、黄连、石膏各一钱，白茯苓、人参各五分，胡桐泪三分。上为极细末，入麝香少许，研匀，临卧擦牙后以温水漱之。安抚初病时，右肩臂膊痛无主持，不能举动，多汗出，肌肉瘦不能正卧，卧则痛甚。经曰：汗出偏沮，使人偏枯。予思《内经》云：虚与实邻，决而通之。又云：留瘦不移，节而刺之，使经络通和，血气乃复。又言陷下者灸之，为阳气下陷入阴中，肩膊时痛，不能运动，以火导之，火引而上，补之温之。以上证皆宜灸刺，谓此先刺十二经之井穴。于四月十二日右肩臂上肩井穴内，先针后灸二七壮，及至疮发。于枯瘦处渐添肌肉，汗出少，肩臂微有力。至五月初八日，再灸肩井，次于尺泽穴各灸二十八壮，引气下行，与正气相接。次日臂膊又添气力，自能摇动矣。时值仲夏，暑热渐盛，以清肺饮子补养肺气。白芍药五分，人参、升麻、柴胡各四分，天门冬、麦门冬（去心）各三分，陈皮二分半，甘草（生）、黄芩、黄柏、甘草（炙）各二分。上十一味，㕮咀，作一服，水二盏，煎至一盏，去渣，温服，食后，汗多者加黄芪五分。后以润肠丸治胸膈痞闷，大便涩滞。麻子仁（另研）、大黄（酒煨）各一两半，桃仁泥子、当归尾、枳实（麸炒）、白芍药、升麻各半两，人参、生甘草、陈皮各三钱，木香、槟榔各二钱。上十二味，除麻仁、桃仁外，为末，却入二仁泥子，蜜丸桐子大，每服七八十丸，温水食前送下。初六日得处暑节，暑犹未退，宜微收实皮毛，益卫气。秋以胃气为本，以益气调荣汤主之，本药中加时药，使邪气不能伤也。人参（三分）益气和中；当归（二分）和血润燥；陈皮（二分，去白）顺气和中；熟地黄（二分）养血润燥，泻阴火；白芍（四分）补脾胃，微收，治肝木之邪；升麻（二分）使阳明气上升，滋荣百脉；黄芪（五分）实皮毛，止自汗，益元气；半夏（泡，三分）疗风痰，强胃进食；白术（二分）养胃和中，厚肠胃；甘草（炙，二分）调和胃气，温中益气；柴胡（二分）引少阳之气，使出于胃中，乃风行于天上；麦门冬（三分，去心）犹有暑气未退，故加之，安肺气，得秋分节不用。上十二味㕮咀，作一服，水二盏，煎至一盏，去渣，温服。忌食辛热之物，反助暑邪，秋气不能收也，正气得复而安矣。（《卫生宝鉴·卷八·风中腑兼中脏治验》）

　　按语：本案为《卫生宝鉴》记载最为完整的病案，前后共十诊十治，用方八首并辅以针灸，充分体现了罗天益治病求本，重视整体，用药讲求先后缓急以及针药并用的学术思想。患者病初表里受邪、脏腑同病，论时月则宜升阳，补脾胃，泻风木；论病则宜实表里，养卫气，泻肝木，润燥，益元气，慎喜怒。于是加减冲和汤表里调治。缓解后则以朱砂安神丸降心火，安心神。之后每诊随证用方，证变则方易。由于中风病症状复杂，病及口咽、眼、齿、舌厌、肢体等，故罗天益用药亦有内服、外洗、含咽、搭漱等法并施。病在肢体经络，方药难及，故辅以针灸，最后用大方益气调荣，扶正驱邪，疏通百脉，故收大功。

17. 气虚头痛

　　杨参谋名德，字仲实，年六十一岁。壬子年二月间，患头痛不可忍，昼夜不得眠。郎中曹通甫邀予视之，其人云：近在燕京，初患头昏冈微痛，医作伤寒解之，汗出后，痛转加。复汗解，病转加而头愈痛，遂归。每过郡邑，召医用药一同。到今痛甚不得安卧，恶风寒而不喜饮食。诊其六脉弦细而微，气短而促，语言而懒。《内经》云：春气者病在头。年高气弱，清气不能上升头面，故昏闷。此病本无表邪，因发汗过多，清阳之气愈亏损，不能上荣，亦不得外固，所以头苦痛而恶风寒，气短弱而不喜食。正宜用顺气和中汤，此药升阳而补气，头痛自愈。黄芪一钱半，人参一钱，甘草（炙）七分，白术、陈皮、当归、白芍各五分，升麻、柴胡各三分，细辛、蔓荆子、川芎各二分。上咬咀，作一服，水二盏煎至一盏，去渣温服，食后服。一服减半，再服全愈。《内经》云：阳气者，卫外而为固也。今年高气弱，又加发汗，卫外之气愈损，故以黄芪甘温补卫实表为君。人参甘温、当归辛温。补血气；白芍酸寒，收卫气而为臣。白术、陈皮、炙甘草苦甘温，养胃气，生发阳气，上实皮毛，肥腠理，为佐。柴胡、升麻、苦平，引少阳阳明之气上升，通百脉灌溉周身者也；川芎、蔓荆子、细辛辛温，体轻浮，清利空窍为使也。（《卫生宝鉴·卷九·气虚头痛治验》）

按语： 感受外邪，头痛不可忍，发汗则头痛不减，诊其六脉弦细而微，属于气虚中阳不升而头痛，故而用顺气和中汤取其甘温益气之法，升阳而补气，头痛向愈。

18. 面热

杨郎中之内五十一岁，身体肥盛。己酉春，患头目昏闷，面赤热多，服清上药不效。请予治之，诊其脉洪大而有力。《内经》云：面热者，足阳明病。《脉经》云：阳明经气盛有余，则身以前皆热。况其人素膏粱，积热于胃。阳明多血多气，本实则风热上行，诸阳皆会于头，故面热之病生矣。先以调胃承气汤七钱、黄连二钱、犀角一钱，疏利三两行，彻其本热。次以升麻加黄连汤，去经络中风热上行，如此则标本之病邪俱退矣。升麻加黄连汤：升麻、葛根各一钱，白芷、黄连各七分，甘草（炙）、草豆蔻仁、人参各五分，黑附（炮）七分，益智三分。上九味，咬咀，作一服，水三盏，连须葱白同煎至一盏，去渣，温服，数服良愈……钱仲阳制升麻汤，治伤寒温疫风热壮热，头痛体痛，疮疹已发未发，用葛根为君，升麻为佐，甘草、芍药安其中气。朱奉议《活人书》将升麻汤列为阳明经解，若予诊杨氏妇阳明标本俱实，先攻其里，后泻经络中风热，故升麻汤加黄连，以寒治热也。(《卫生宝鉴·卷九·面热治法并方》)

按语：年岁渐长，身体肥盛，患头目昏闷，面赤热多，为膏粱厚味，积热于胃，以调胃承气汤泻下热结，后以升麻加黄连汤泻经络中热邪，则标本俱实之邪兼去。疾病痊愈。

19. 脾胃气虚验案

一妇人三十余岁，忧思不已，饮食失节，脾胃有伤。面色黧黑不泽，环唇尤甚，心悬如饥状，饥不欲食，气短而促……经云：脾气通于口，其华在唇。今水反来侮土，故黑色见于唇，此阴阳相反，病之逆也。《上古天真论》云：阳明脉衰于上，面始焦，始知阳明之气不足。故用冲和顺气汤。此药助阳明生发之气，以复其色耳。葛根一钱半，升麻、防风、白芷各一钱，黄芪八分，人参七分，甘草四分，芍药、苍术各三分。上咬咀，作一服，水二盏，姜三片，枣两个，煎至一盏，去渣，温服，早饭后、午前，取天气上升之时，使人之阳气易达故也，数服而愈。《内经》曰：上气不足，推而扬之。以升麻苦平，葛根甘温，自地升天，通行阳明之气为君。人之气以天地之疾风名之，气留而不行者，以辛散之。防风辛温，白芷甘辛温，以散滞气，用以为臣。苍术苦辛，蠲除阳明经之寒湿，白芍药之酸，安太阴经之怯弱。《十剂》云：补可去弱，人参、羊肉之属是也。人参、黄芪、甘草，甘温，益正气以为臣。《至真要大论》云：辛甘发散为阳，生姜辛热，大枣甘温，和荣卫，开腠理，致津液，以复其阳气，故以为使也。(《卫生宝鉴·卷九·阴出乘阳治法方》)

按语：忧思劳虑，饮食失节，脾胃损伤，饥不欲食终成脾胃气虚之症，症见气短而促等，予以冲和顺气汤以甘温益气，以达升清降浊、调理气机之功，故而向愈。仍为重视脾胃以治百病之范例。

20. 疮肿

丁巳岁，予从军回，住冬于曹州界，以事至州，有赵同知谓予曰：家舅牛经历，病头面赤肿，耳前后尤甚，疼痛不可忍，发热恶寒，牙关紧急，涕唾稠黏，饮食难下，不得安卧。一疡医于肿上砭刺四五百余针，肿赤不减，其痛益甚。不知所由然，愿请君一见。予遂往诊，视其脉浮紧，按之洪缓。此证乃寒覆皮毛，郁遏经络，热不得升，聚而赤肿……《经》云：冬月闭藏，用药多而少针石也。宜以苦温之剂，温经散寒则已。所谓寒致腠理，以苦发之，以辛散之，宜以托里温经汤。麻黄苦温，发之者也，故以为君。防风辛温，散之者也，升麻苦辛，葛根甘平，解肌出汗，专治阳明经中之邪，故以为臣。血留而不行者则痛，以香白芷、当归身辛温以和血散滞；湿热则肿，苍术苦甘温，体轻浮，力雄壮，能泄肤腠间湿热；人参、甘草甘温，白芍药酸微寒，调中益气，使托其里，故以为佐。依方饵之，以薄衣覆其首，以厚被覆其身，卧于暖处，使经血温，腠理开，寒乃散，阳气伸……《经》言：汗之则疮已，信哉斯言。或人以仲景言，疮家虽身肿痛，不可发汗，其理何也？予曰：此说乃营气不从，逆于肉理而患疮肿，作身疼痛，非外感寒邪而作疼痛，故戒之以不可发汗，若汗之则成痉也。又问：仲景言鼻衄者不可发汗，复言脉浮紧者，当以麻黄汤发之，衄血自止。所说不同，其故何也？愿闻其说。予曰："此议论血证与疮家概同，且夫人身血之与汗，异名而同类，夺汗者无血，夺血者无汗，今衄血妄行，为热所逼，更发其汗，反助邪热，重竭津液，必变凶证，故不可汗。若脉浮则为在表，脉紧则为寒，寒邪郁遏，阳不得伸，热伏荣中，迫血妄行，上出于鼻，则当麻黄汤散其寒邪，使阳气得舒，其衄自止，又何疑焉！或者叹曰：知其要者，一言而终，不知其要，流弊无穷。洁古之学，可谓知其要者矣。人参（去芦）、苍术各一钱，白芍药、甘草（炙）各一钱半，白芷、当归身、麻黄（去根节）各二钱，防风（去芦）、葛根各三钱，新升麻四钱。上㕮咀，每服一两重，水三盏，先煎麻黄令沸，去沫，再下余药同煎，至一盏，去渣，大温服讫。卧于暖处，以绵衣覆之，得汗而解。（《卫生宝鉴·卷十三·汗之则疮已》）

按语：疮肿大多为热毒内盛或者湿热内蕴，所以，疡医予以针刺泻其热毒视为常规疗法，疗效甚微；细察该患者，除了疮肿之痛外，伴发热恶寒，牙关紧急，涕唾稠黏，饮食难下，不得安卧；加之脉浮紧，按之洪缓。罗天益辨证寒覆皮毛，郁遏经络，热不得升，聚而赤肿；故用苦温之剂，温经散寒，方选托里温经汤以温经散滞，调和气血，使经血温，腠理开，寒乃散，阳气伸而疾病向愈。

21. 痈疽

戊午冬，予从军住冬于成武县。有贾仓使父，年逾六旬，冬至后数日，疽发于背，五七日肿势约七寸许，不任其痛。疡医视之，曰脓已成，可开发矣，公惧不从。越三日，医曰：不开恐变证生矣。遂以燔针开之，脓泄痛减。以开迟之故，迫二日变证果生，觉重如负石，热如燔火，痛楚倍常，六脉沉数，按之有力，此膏粱积热之变也。邪气酷热，固宜以寒药治之，时月严凝，复有用寒远寒之戒。乃思《内经》云：有假者反之，虽违其时，以从其证可也。与疡医议，急作清凉饮子加黄连，秤一两五钱，作一服服之，利下两行，痛减七分。翌日复进前药，其证悉除，后月余平复。

又陈录判母，年七十有余，亦冬至后脑出疽，形可瓯面大。命疡医诊视，俟疮熟以针出脓。因怒笞侍妾，疮辄内陷，凹一韭叶许。面色青黄不泽，四肢逆冷，汗出身清，时复呕吐，脉极沉细而迟。盖缘衰老之年，严寒之时，病中苦楚，饮食淡薄，已涤肥脓之气，独存瘦瘁之形。加之暴怒，精神愈损，故有此寒变也。病与时同，与疡医议，速制五香汤一剂，加丁香、附子各五钱，剂尽疮复大发，随证调治而愈。《内经》曰：凡治病必察其下，谓察时下之宜也。诸痛疮疡，皆属心火，言其常也；如疮盛形羸，邪高痛下，始热终寒，此反常也。固当察时下之宜而权治。故曰：经者常也，法者用也，医者意也，随所宜而治之，可收十全之功矣。(《卫生宝鉴·卷十三·凡治病必察其下》)

按语：此二案例均为痈疽，但寒热不同，前者疽发于背，肿势急重，针刺排脓延后，故而产生变证，仍为热毒内盛，罗天益用寒凉之药，折取热势；病证悉除；第二则医案为年高体弱之人，疽处于后脑部，脓未熟，但因暴怒，疮生寒变，疮辄内陷，凹一韭叶许，面色青黄不泽，四肢逆冷，汗出身清，时复呕吐，脉极沉细而迟，故而用五香汤促进疮毒外出，才能起效。纵观二案，虽均为痈疽，但寒热属性不同，就注定方法各异，或清或温，全赖医生抉择。从此二案中可以看出，罗天益尊重他医，临证注意博采众长。

22. 舍时从证验案

至元壬午五月二十八日，王伯禄年逾五旬有七，右臂膊肿盛，上至肩，下至手指，色变，皮肤凉，六脉沉细而微，此乃脉证俱寒。予举疡医孙彦和视之，曰：此乃附骨痈，开发已迟，以燔针起之，脓清稀解。次日肘下再开之，加呃逆不绝。彦和与丁香柿蒂散两服，稍缓。次日，呃逆尤甚，自利，脐腹冷痛，腹满，饮食减少，时发昏愦。于左乳下黑尽处，灸二七壮，又处托里温中汤……《内经》曰：脉细皮寒，泻利前后，饮食不入，此谓五虚。况呃逆者，胃中虚寒故也。诸痛痒疮疡，皆属心火，是言其定理也。此证内外相反，须当舍时从证也。非大方辛热之剂急治之，则不能愈也。遂投之一两半，诸证悉去，饮食倍进，疮势温，脓色正，彦和复用五香汤数服，后月余平复。守常者众人之见，知变者知者之事。知常而不知变，细事因而取败者亦多矣，况医乎哉！守常知变，岂可同日而语乎哉？托里温中汤：沉香、丁香、益智仁、茴香、陈皮各一钱，木香一钱半，甘草（炙）二钱，羌活、干姜（炮）三钱，黑附子（炮，去皮脐）四钱。上㕮咀，作一服，水三盏，生姜五片，煎至一盏，去渣，温服，无时，忌一切冷物。《内经》云：寒淫于内，治以辛热，佐以苦温，故以附子、干姜大辛热，温中外，发阳气自里之表，故以为君。羌活味苦辛温，透关节，炙甘草甘温，补脾胃、行经络，通血脉，故以为臣。胃寒则呕吐呃逆不下食，益智仁、丁香、沉香，大辛热，以散寒为佐。疮气内攻气聚而为满，木香、茴香、陈皮，苦辛温，治痞散满为使也。（《卫生宝鉴·卷十三·舌时从证》）

按语： 虽是盛夏季节患痛疽，但却并无热象，右臂膊肿，上至肩，下至手指，色变，皮肤凉，六脉沉细而微，此乃脉证俱寒。针刺放脓，发现脓液清晰，并有邪陷内脏之象，出现呃逆尤甚，自利，脐腹冷痛，腹满，饮食减少，时发昏愦；用托里温中汤以温中散邪，补脾胃、行经络，通血脉。故而月余平复。

23. 胃脘痛

两浙江淮都漕运使崔君长男云卿，年二十有五，体本丰肥，奉养膏粱，时有热证。友人劝食寒凉物，及服寒凉药，于至元庚辰秋，病疟久不除。医以砒霜等药治之，新汲水送下，禁食热物。疟病不除，反添吐泻。脾胃复伤，中气愈虚，腹痛肠鸣，时复胃脘当心而痛，不任其苦。屡易医药，未尝有效，至冬还家，百般治疗而不瘥。延至四月间，因劳役烦恼过度，前证大作。请予治之，具说其由。诊得脉弦细而微，手足稍冷，面色青黄而不泽，情思不乐，恶人烦冗，饮食减少，微饱则心下痞闷，呕吐酸水，发作疼痛，冷汗时出，气促闷乱不安，须人额相抵而坐，少时易之。予思《内经》云：中气不足，溲便为之变，肠为之苦鸣；下气不足，则为痿厥心冤。又曰寒气客于肠胃之间，则卒然而痛，得炅则已。炅者，热也，非甘辛大热之剂，则不能愈，遂制方扶阳助胃汤：干姜（炮）一钱半，拣参、草豆蔻仁、甘草（炙）、官桂、白芍药各一钱，陈皮、白术、吴茱萸各五分，黑附子（炮去皮）二钱，益智仁五分（一方一钱）。上咬咀，都作一服，水三盏，生姜三片，枣子两个，煎至一盏，去渣，温服，食前。三服大势皆去，痛减过半。至秋先灸中脘三七壮，以助胃气。次灸气海百余壮，生发元气，滋荣百脉。以还少丹服之，则喜饮食，添肌肉，润皮肤。明年春，灸三里二七壮，乃胃之合穴也，亦助胃气。又引气下行，春以芳香助脾，复以育气汤加白檀香平治之。戒以惩忿窒欲，慎言语，节饮食，一年而平复。《内经》曰：寒淫于内，治以辛热，佐以苦温。附子、干姜大辛热，温中散寒，故以为君。草豆蔻仁、益智仁、辛甘大热，治客寒犯胃为佐。脾不足者以甘补之，炙甘草甘温，白术、橘皮苦温，补脾养气。水挟木势，亦来侮土，故作急痛。桂辛热以退寒水，芍药味酸以泻木克土，吴茱萸苦热，泄厥气上逆于胸中，以为使也。(《卫生宝鉴·卷十三·胃脘当心而痛治验》)

按语： 久患疟疾，损伤中阳，屡易医药，未尝有效，后逐渐加重，脉弦细而微，手足稍冷，面色青黄而不泽，饮食减少，心下痞闷，呕吐酸水，发作疼痛，冷汗时出，气促闷乱不安，需甘辛大热之剂，予以扶阳助胃汤，三服大势皆去，痛减过半；后辅之以灸中脘、气海、三里等穴滋养胃气并调理气机。治疗一年后痊愈。亦是罗天益重视脾胃的实例。

24. 泄泻

至元戊寅五月间，霖淫积雨不止。鲁斋许平仲先生，时年五十有八，面目肢体净肿，大便溏多，腹胀肠鸣，时痛，饮食短少。命予治之，脉得弦细而缓。先生曰：年壮时多曾服牵牛大黄药，面目四肢，时有浮肿。今因阴雨，故大发……予曰：营运之气，出自中焦。中焦者，胃也。胃气弱不能布散水谷之气，荣养脏腑经络皮毛，气行而涩为浮肿。大便溏多而腹肿肠鸣，皆湿气胜也。四时五脏，皆以胃气为本。五脏有胃气，则和平而身安。若胃气虚弱，不能运动，滋养五脏，则五脏脉不和平。本脏之气盛者，其脉独见，轻则病甚，过则必死。故经曰：真脏之脉弦，无胃气则死。先生之疾，幸而未至于甚，尚可调补。人知服牵牛、大黄，为一时之快，不知其为终身之害也。遂用平胃散加白术、茯苓、草豆蔻仁，数服而肠胀、溏泻、肠鸣、时痛皆愈。饮食进，止有肢体浮肿，以导滞通经汤主之，木香、白术、桑白皮、陈皮各五钱，茯苓（去皮）一两。上咬咀，每服五钱，水二盏，煎至一盏，去渣，温服，空心食前，良愈。《内经》曰：湿淫所胜，平以甚热，以苦燥之，以淡泄之。陈皮苦温，理肺气，去气滞，故以为主。桑白皮甘寒，去肺中水气水肿胪胀，利水道，故以为佐。木香苦辛温，除肺中滞气；白术苦甘温，能除湿和中，以苦燥之；白茯苓甘平，能止渴、除湿，利小便，以淡泄之，故以为使也。（《卫生宝鉴·卷十三·胃气为本》）

按语：此案患者年岁渐长，盛夏之际，感受湿邪，面目肢体净肿，大便溏多，腹胀肠鸣，时痛，饮食短少，脉弦细而缓，辨证为脾虚湿盛，外邪引动内湿，用平胃散加减以健脾燥湿，同时辅之以和胃消导之品而良愈。

25. 谷疸

完颜正卿丙寅二月间，因官事劳役，饮食不节，心火乘脾。脾气虚弱，又以恚怒，气逆伤肝，心下痞满，四肢困倦，身体麻木。次传身目俱黄，微见青色颜黑，心神烦乱，怔忡不安，兀兀欲吐，口生恶味，饮食迟化，时下完谷，小便癃闭而赤黑。辰巳间发热，日暮则止，至四月尤盛。其子以危急求予治之，具说其事。诊其脉浮而缓。《金匮要略》云：寸口脉浮为风，缓为痹。痹非中风，四肢苦烦，脾色必黄，瘀热以行。趺阳脉紧，为伤脾，风寒相搏，食谷则眩。谷气不消，胃中苦浊，浊气下流，小便不通，阴被其寒，热流膀胱，身体尽黄，名曰谷疸。宜茯苓栀子茵陈汤主之，茵陈叶一钱，茯苓（去皮）五分，栀子仁、苍术（去皮炒）、白术各三钱，黄芩（生）六分，黄连（去须）、枳实（麸炒）、猪苓（去皮）、泽泻、陈皮、汉防己各二分，青皮（去白）一分。上十三味，哎咀，作一服，用长流水三盏，煎至一盏，去渣，温服，食前。一服减半，二服良愈。《内经》云：热淫于内，治以咸寒，佐以苦甘。又湿化于火，热反胜之，治以苦寒，以苦泄之，以淡渗之。以栀子、茵陈苦寒，能泻湿热而退其黄，故以为君。《难经》云：井主心下满。以黄连、枳实苦寒，泄心下痞满；肺主气，今热伤其气，故身体麻木，以黄芩苦寒，泻火补气，故以为臣。二术苦甘温，青皮苦辛温，能除胃中湿热，泄其壅滞，养其正气。汉防己苦寒，能去十二经留湿。泽泻咸平，茯苓、猪苓甘平，导膀胱中湿热，利小便而去癃闭也。（《卫生宝鉴·卷十三·谷疸治验》）

按语： 此案患者冬春季节，劳役过度，饮食不节，情志适当，脾气虚弱，气逆伤肝，心下痞满，四肢困倦。身目俱黄，微见青色，心神烦乱，饮食迟化，时下完谷，小便癃闭赤黑，脉浮而缓，且逐渐加重，罗天益考虑为谷疸，以茯苓栀子茵陈汤淡渗利湿退黄而取效。

26. 疝气

癸丑岁，奉诏至六盘山。上命治火儿赤纽邻，久病疝气，复因七月间饥饱劳役，过饮潼乳所发，甚如初，面色青黄不泽，脐腹阵痛，搐撮不可忍，腰曲不能伸。热物熨之稍缓，脉得细小而急。予思《难经》云：任之为病，男子内结七疝，皆积寒于小肠之间所致也，非大热之剂，即不能愈，遂制二方。沉香桂附丸：沉香、附子（炮，去皮脐）、川乌（炮，去皮脐，切作小块）、干姜（炮）、良姜（炒）、茴香（炒）、官桂、吴茱萸各（汤浸去苦）各一两。上为末，醋糊丸如桐子大，每服五十九至七八十丸，热米饮汤送下，温酒吞下亦得，空心食前，日二服，忌冷物。天台乌药散：乌药、木香、茴香（炒）、良姜（炒）、青皮（去白）各五钱，槟榔（锉）两个，川楝十个，巴豆十四个（微打破，同川楝实用麸炒，候麸黑色，去麸巴不用，只用川楝）。上为末，每服一钱，温酒调下，痛甚者炒生姜热酒调下亦得。服此二药，旬日良愈。明秋，王征班师，遂远迎拜，精神如故，上大悦。(《卫生宝鉴·卷十三·疝气治验》)

按语：此案患者因中气虚弱，脾胃虚寒，饮食不节，气不调和致疝气，症见心腹疼痛，胁肋膨胀，腹中雷鸣，面色不泽，手足厥冷，便利无度。为其下焦阳虚，故痛引小腹不可忍，腰屈不能伸，喜热熨稍缓。治以大热之剂沉香桂附丸合天台乌药散，温中散寒，理气散结，故旬日良愈。

27. 虚劳

至元己亥，廉台王千户年四十有五，领兵镇涟水，此地卑湿。因劳役过度，饮食失节，至秋深，疟痢并作，月余不愈，饮食全减，形容羸瘦，乘马轿以归。时已仲冬，求予治之，具陈其由。诊得脉弦细而微如蛛丝，身体沉重，手足寒逆，时复麻痹，皮肤痂疥，如疠风之状，无力以动，心腹痞满，呕逆不止，此皆寒湿为病。久之，真气衰弱，形气不足，病气亦不足，阴阳皆不足也。《针经》云：阴阳皆虚，针所不为，灸之所宜。《内经》曰：损者益之，劳者温之。《十剂》云：补可去弱。先以理中汤加附子，温养脾胃，散寒湿，涩可去脱。养脏汤加附子，固肠胃，止泻痢。仍灸诸穴以并除之。经云：府会太仓，即中脘也。先灸五七壮，以温脾胃之气，进美饮食。次灸气海百壮，生发元气，滋荣百脉，充实肌肉。复灸足三里，肾之合也，三七壮，引阳气下交阴分，亦助胃气。后灸阳辅二七壮，接续阳气，令足胫温暖，散清湿之邪。迨月余，病气去，渐平复，今累迁侍卫亲军都指挥使，精神不减壮年。(《卫生宝鉴·卷十六·阴阳皆虚灸之所宜》)

按语：劳役过度，饮食失节，感受湿邪，疟痢并作，饮食全减，形容羸瘦，脉弦细而微如蛛丝，身体沉重，手足寒逆，心腹痞满，呕逆不止，皆寒湿为病。以理中汤加附子以温养脾胃，散寒湿。养脏汤加附子，固肠胃，止泻痢。并配合灸中脘、气海、三里等穴位，持续月余而病愈。

28. 便血

真定总管史侯男十哥，年四十有二，肢体本瘦弱。于至元辛巳，因收秋租，佃人致酒。味酸不欲饮，勉饮三两杯，少时腹痛，次传泄泻无度，日十余行。越十日，便后见血，红紫之类，肠鸣腹痛。求医治之，曰诸见血皆以为热，用芍药柏皮丸治之，不愈。仍不欲食，食则呕酸，形体愈瘦，面色青黄不泽，心下痞，恶冷物，口干，时有烦躁，不得安卧。请予治之，具说其由。诊得脉弦细而微迟，手足稍冷。《内经》云：结阴者便血一升，再结二升，三结三升。经云：邪在五脏，则阴脉不和。阴脉不和，则血留之。结阴之病，阴气内结，不得外行，无所禀，渗入肠间，故便血也。宜以平胃地榆汤治之。苍术一钱，升麻一钱，黑附子（炮）一钱，地榆七分，陈皮、厚朴、白术、干姜、白茯苓、葛根各半钱，甘草（炙）、益智仁、人参、当归、曲（炒）、白芍药各三分。上十六味，作一服，水二盏，生姜三片，枣子二个，煎至一盏，去渣，温服，食前。此药温中散寒，除湿和胃，服之数服，病减大半。仍灸中脘三七壮，乃胃募穴，引胃上升，滋荣百脉。次灸气海百余壮，生发元气，灸则强食生肉。又以还少丹服之，则喜饮食，添肌肉。至春再灸三里二七壮，壮脾温胃，生发元气，此穴乃胃之合穴也。改服芳香之剂，戒以慎言语，节饮食，良愈。(《卫生宝鉴·卷十六·结阴便血治验》)

按语：此案患者饮酒过后，少时腹痛，泄泻无度，日十余行。后便血，伴肠鸣腹痛。不欲食，食则呕酸，形体愈瘦，面色青黄不泽，心下痞，恶冷物，口干，时有烦躁，不得安卧。脉弦细而微迟，手足稍冷。此阴结致便血，宜以平胃地榆汤健脾燥湿并凉血止血，后继续予以顾护中阳，灸中脘、气海等穴治之。

29. 中暑

提学侍其公，年七十九岁，至元丙寅六月初四日中暑毒。霍乱吐利，昏冒终日，不省人事，时夜方半。请予治之，诊其脉洪大而有力，一息七八至，头热如火，足寒如冰，半身不遂，牙关紧急。遂以甘露散甘辛大寒，泻热补气。加白茯苓以分阴阳，约重一两，冰水调灌。渐渐省事而诸证悉去。后慎言语，节饮食。三日，以参术调中汤之剂增减服之，理正气，逾十日后，方平复。予思《内经》五乱篇中云：清气在阴，浊气在阳，营气顺脉，卫气逆行，乱于胸中，是谓大悗云云。乱于肠胃，则为霍乱，于是霍乱之名，自此而生。盖因年高气弱，不任暑气，阳不维阴则泻，阴不维阳则吐，阴阳不相维，则既吐且泻矣。前贤见寒多以理中丸，热多以五苓散为定法治之。今暑气极盛，阳明得时，况因动而得之，中暑明矣。非甘辛大寒之剂，则不能泻其暑热，坠浮焰之火而安神明也。(《卫生宝鉴·卷十六·中暑霍乱吐利治验》)

按语：此案患者年高中暑，霍乱吐利，昏冒终日，不省人事，其脉洪大而有力，一息七八至，头热如火，足寒如冰，半身不遂，牙关紧急。遂以甘露散泻热补气。后见效，诸证悉去。后以参术调中汤之剂理正气，逾十日方平复。年高之人，大热之证，仍可大寒清热，但需后调理脾胃，护其正气。

30. 淋痛

中统三年六月中，黄明之小便淋，茎中痛不可忍，相引胁下痛，予制参苓琥珀汤：人参五分，茯苓（去皮）四分，川楝子（去核，锉炒）一钱，琥珀三分，生甘草一钱，玄胡索七分，泽泻、柴胡、当归梢各三分。上九味，㕮咀，都作一服，用长流水三盏，煎至一盏，去渣，温服，空心食前，服之大效。(《卫生宝鉴·卷十七·淋痛治验》)

按语：淋证以小便淋漓涩痛为主。该患者痛连茎中，相引胁下，则为肝经逆气使然。故予以清泻肝经之邪，理气活血，甘淡渗湿，利尿通淋，药证相合，故而一服则愈。

31. 自汗

许学士治一尼，患恶风体倦，乍寒乍热，面赤，心怔忡，或时自汗。是时疫气大行，医见其寒热，作伤寒治之。用大小柴胡汤，杂进数日，病急。召予治之，诊视之曰：三部无寒邪脉，但厥阴弦长而上鱼际，宜服抑阴等药治之，故予制生地黄丸：生地黄二两，柴胡、秦艽、黄芩各半两，芍药一两。上为细末，蜜丸如桐子大，每服三十丸，用乌梅汤吞下，日三服，不拘时。（《卫生宝鉴·卷十八·师尼寡妇异乎妻妾之治》）

按语： 此案患者恶风体倦，乍寒乍热，面赤自汗，本为热伤气阴，阴欲脱而阳欲竭。热盛耗津，面赤为虚阳上越，自汗为阳不敛阴。但医者不察，误作伤寒少阳证，故治疗后病未退却进。诊脉见厥阴逆气较甚，为阴不潜阳，故舍症从脉，予以生地丸益阴潜阳治之。

32. 热入血室

许学士治一妇人病伤寒，寒热，遇夜则如见鬼状。经六七日，忽然昏塞，涎响如引锯，牙关紧急，瞑目不知人。病热危困，召予视之。曰：得病之初，曾值月经来否？其家云：经水方来，病作而经遂止。得一二日，发寒热，昼虽静而夜有鬼祟。从昨日来，不省人事。予曰：此乃热入血室证。仲景云：妇人中风，发热恶寒，经水适来，昼则明了，暮则谵语，如见鬼状，发作有时，此名热入血室。予制以小柴胡汤加生地黄，三服而热除，不汗而自解矣。又一妇人患热入血室证，医者不识，用补血、调气血药治之，数日遂成血结胸。或劝用前药，予曰：小柴胡用已迟，不可行也。无已，则有一方，可刺期门矣。予不能针，请善针者治之，如言而愈。或问：热入血室，何为而成结胸也？盖邪气传入经络，与正气相搏，上下流行，遇经水适来适断，邪气乘虚入于血室。血为邪所迫，入于肝经，肝受邪则谵语而见鬼。复入膻中，则血结于胸中。何以言之，妇人平居，水养木，血养肝，方未受孕，则下行之为月水。既妊则中蓄之以养胎，及已产则上壅之以为乳汁，皆血也。今邪逐血，并归于肝经，聚于膻中，结于乳下，故手触之则痛，非药可及，故当刺期门也。(《卫生宝鉴·卷十八·热入血室证治并方》)

按语：感受外邪，邪气传入经络，与正气相搏，上下流行，遇经水适来适断，邪气乘虚入于血室，此为热入血室，尊仲景之法用小柴胡汤而解。如血为邪所迫。复入膻中，则血结于胸中，则为结胸，则用刺期门泻肝经风火，则血结可散，病可向愈。

33. 鬼疰病

入国信副使许可道至雄州，请予看脉。予诊之，脉中乍大乍小，乍短乍长，此乃血气不匀，邪气伤正。本官说在路到邯郸驿中，夜梦一妇人，著青衣，不见面目。用手去胁下打了一拳，遂一点痛，往来不止，兼之寒热而不能食，乃鬼击也。予曰：可服八毒赤丸〔雄黄、矾石、朱砂、附子（炮）、藜芦、牡丹皮、巴豆（各一两）、蜈蚣（一条）〕。上八味为末，炼蜜丸如小豆大，每服五七丸，冷水送下，无时。又进白海青陈庆玉第三子，因昼卧于水仙庙中，梦得一饼食之，心怀忧思，心腹痞满，饭食减少，约一载有余，渐渐瘦弱，腹胀如蛊，屡易医药及师巫祷之，皆不效，又不得安卧。召予治之，予诊之，问其病始末。因思之，此疾既非外感风寒，又非内伤生冷，将何据而医？予思李子豫八毒赤丸，颇有相当。遂合与五七丸服之，下清黄涎斗余，渐渐气调。而以别药理之，数月良愈，不二年身体壮实如故。此药可谓如神，合时宜斋戒沐浴，净室志心修合。(《卫生宝鉴·卷二十·杂方门》)

按语：罗天益所言鬼疰之病，如今看来，却是不实。从症状分析，此患者胁下痛，脉律不匀，类似今天之胸痹心痛重症。因其夜间多发，故有怪异梦境产生。罗天益宗"怪病多痰"之说，用大辛大热之剂祛除痰邪。痰气既除，气机条畅，良效自在情理之中。后又辅以修心静志，调摄精神，正符合此病辨治调护原则。

34. 损伤成疮验案

晋州吴权府佃客，五月间收麦，用骡车搬载，一小厮引头，被一骡跑倒，又咬破三两处，痛楚不可忍。五七日脓水臭恶难近，又兼蛆蝇极盛，药不能救，无如之何，卧于大门外车房中。一化饭道人见之云：我有一方，用之多效，我传与汝。方即蝉花散：蝉蜕、青黛各半两，华阴细辛二钱半，蛇蜕皮（用烧存性）一两。上为末和匀，每服三钱，酒调下。方合服之，蛆皆化为水而出，蝇亦不敢近。又以寒水石为末敷之，旬日良愈。众以为神，故录之。（《卫生宝鉴·卷二十·杂方门》）

按语： 该方治夏月犬伤，及诸般损伤，蛆虫极盛，臭恶不可近者。如驴、马、牛畜损伤成疮用酒灌之，如犬伤用醋子和与吃，蛆皆化为水，蝇不敢再落，又以生寒水石末干掺上，旬日良愈自在理中。

35. 腹痛

征南元帅不潾吉歹，辛酉八月初三戌时生，年七旬。丙辰春东征，南回至楚丘，诸路迎迓，多献酒醴，因而过饮，遂腹痛肠鸣，自利日夜约五十余行，咽嗌肿痛，耳前后赤肿，舌本强，涎唾稠黏，欲吐不能出，以手曳之方出，言语艰难，反侧闷乱，夜不得卧。使来命予，诊得脉浮数，按之沉细而弦。即谓中书黏合公曰：仲景言下利清谷，身体疼痛，急当救里。后清便自调，急当救表。救里四逆汤，救表桂枝汤。总帅今胃气不守，下利清谷，腹中疼痛，虽宜急治之，比之咽嗌，犹可少待。公曰：何谓也？答曰：《内经》云：疮发于咽嗌，名曰猛疽。此疾治迟则塞咽，塞咽则气不通，气不通则半日死，故宜急治。于是遂砭刺肿上，紫黑血出，顷时肿势大消。遂用桔梗、甘草、连翘、黍黏、酒制黄芩，升麻，防风等份，吹咀，每服约五钱，水煮清，令热漱，冷吐去之。咽之恐伤脾胃，自利转甚。再服涎清肿散，语言声出。后以神应丸辛热之剂，以散中寒，解化宿食，而燥脾湿。丸者，取其不即施化，则不犯其上热，至其病所而后化，乃治主以缓也。不数服，利止痛定。后胸中闭塞，作阵而痛。予思《灵枢》有云：上焦如雾，宣五谷味，熏肤充身泽毛，若雾露之溉，是为气也。今相公年高气弱，自利无度，致胃中生发之气，不能滋养于心肺，故闭塞而痛。经云：上气不足，推而扬之，脾不足者，以甘补之。再以异功散甘辛微温之剂，温养脾胃，加升麻、人参上升，以顺正气，不数服而胸中快利而痛止。《内经》云：调气之方，必别阴阳。内者内治，外者外治，微者调之，其次平之，胜者夺之，随其攸利，万举万全。又曰：病有远近，治有缓急，无越其制度。又曰：急则治其标，缓则治其本，此之谓也。(《卫生宝鉴·卷二十二·病有远近治有缓急》)

按语：此案患者饮酒过度，导致腹痛肠鸣，自利，日夜约五十余行，且咽嗌肿痛，耳前后赤肿，舌本强，涎唾稠黏，欲吐不能出，言语艰难，夜不得卧，脉浮数，按之沉细而弦，救里及救表同时进行，针刺放血的同时予以神应丸散中寒，化宿食，燥脾湿；如此则虚实标本兼顾，上下兼施，故而效著。

（二）误治医案医话鉴析

罗天益《卫生宝鉴》收载误治病案均以《内经》《难经》理论及仲景之说，详加解析，明示谬误，教人墨绳，大有拨雾见天、醍醐灌顶之妙。

1. 汗多亡阳案

齐大哥十一月间，因感寒邪，头项强，身体痛。自用灵砂丹四五粒并服以酒引下，遂大汗出，汗后身轻。至夜，前病复来，以前药复汗，其病不愈，复以通圣散发汗，病添身体沉重，足胻冷而恶寒。是日方命医，医者不究前治，又以五积散汗之。翌日，身重如石，不能反侧，足胻如冰，冷及腰背，头汗如贯珠，出而不流，心胸躁热，烦乱不安，喜饮冷，西瓜、梨、柿、冰水之物，常置左右。病至于此，命予治之。诊得六脉如蛛丝，微微欲绝，予以死决之。主家曰："得汗多矣，焉能为害？"予曰："夫寒邪中人者，阳气不足之所致也，而感之有轻重，汗之者岂可失其宜哉？仲景曰阴盛阳虚，汗之则愈。汗者，助阳退阴之意也。且寒邪不能自出，必待阳气泄，乃能出也。以时月论之，夏月宜汗，此大法焉，然并以太过为戒。况冬三月闭藏之时，无扰乎阳，无泄皮肤，使气亟夺，为养藏之道也，逆之则少阴不藏，此冬气之应也。凡有触冒，宜微汗之，以平为期，邪退乃已。急当衣暖衣，居密室，服实表补卫气之剂，虽有寒邪，弗能为害，此从权之治也。若非时而大发其汗，乃谓之逆……本伤而汗，汗而复伤，伤而复汗，汗出数回，使气亟夺，卫气无守，阳泄于外，阴乘于内，不死何待？虽卢扁亦不能治之之活也。是日，至夜将半，项强，身体不仁，手足搐急，爪甲青而死矣。《金匮要略》云：不当汗而妄汗之，令人夺其津液枯槁而死。今当汗之，一过亦中绝其命，况不当汗而强汗之者乎？（《卫生宝鉴·卷一·汗多亡阳》）

按语：冬月感寒，大汗后亡阳，出现身重如石，不能反侧，足胻如冰，冷及腰背，头汗如贯珠，出而不流，心胸躁热，烦乱不安，最终阴阳离绝而死，确应引人注意。

2.下多亡阴案

真定赵客，乙丑岁六月间，客于他方，因乘困伤湿面，心下痞满，躁热时作，卧不得安，遂宿于寺中。僧以大毒食药数丸，下十余行，心痞稍减，越日困睡。为盗劫其财货，心有所动，遂燥热而渴，饮冷酒一大瓯。是夜脐腹胀痛，僧再以前药复下十余行，病加困笃。四肢无力，燥热身不停衣，喜饮冷水，米谷不化，痢下如烂鱼肠脑，赤水相杂，全不思食，强食则呕，痞甚于前，噫气不绝，足胻冷，少腹不任其痛。请予治之，诊其脉浮数八九至，按之空虚……盖暑天之热已伤正气，以有毒大热之剂下之，一下之后，其所伤之物已去而无余矣，遗巴豆之气，流毒于肠胃之间，使呕逆而不能食，乃胃气转伤而然。及下脓血无度，大肉陷下，皮毛枯槁，脾气弱而衰也。舌上赤涩，口燥咽干，津液不足，下多亡阴之所致也。阴既已亡，心火独旺，故心胸燥热，烦乱不安。经曰：独阳不生，独阴不长，天之由也。遂辞而退。后易他医，医至，不审其脉，不究其源，惟见痞满，以枳壳丸下之，病添喘满，利下不禁而死。《金匮要略》云：不当下而强下之，令人开肠洞泄，便溺不禁而死。此之谓也。夫圣人治病，用药有法，不可少越。《内经》云：大毒去病，十去其六，小毒治病，十去其七，常毒治病，十去其八，无毒治病，十去其九，如不尽行，复如法以谷肉果菜养之，无使过之，过则伤其正矣。记有之云：医不三世，不服其药，盖慎之至也。彼僧非医流，妄以大毒之剂下之太过，数日之间，使人殒身丧命，用药之失，其祸若此。病之择医，可不谨乎？戒之！（《卫生宝鉴·卷一·下多亡阴》）

按语： 仲夏之季，湿邪内侵，心下痞满，躁热时作，卧不得安，下法之后，病加困笃，四肢无力，燥热身不停衣，喜饮冷水，米谷不化，痢下如烂鱼肠脑，赤水相杂，全不思食，强食则呕，痞甚于前，噫气不绝，足胻冷，脉浮数八九至，按之空虚。是为下利太过，阴液亡失，故而回天无力。

3. 虚劳案

镇阳有一士人，躯干魁梧而意气雄豪，喜交游而有四方之志，年逾三旬，已入任至五品。出入从骑塞途，姬侍满前，饮食起居，无不如意。不三年，以事罢去，心思郁结，忧虑不已。以致饮食无味，精神日减，肌肤渐至瘦弱，无如之何，遂耽嗜于酒，久而中满，始求医。医不审得病之情，辄以丸药五粒，温水送之，下二十余行。时值初秋，暑热犹盛，因而烦渴，饮冷过多，遂成肠鸣腹痛而为痢疾，有如鱼脑，以至困笃。命予治之，诊其脉乍大乍小，其证反覆闷乱，兀兀欲吐，叹息不绝。予料曰：此病难治。以其贵之尊荣，贱之屈辱，心怀慕眷，志结忧惶，虽不中邪，病从内生，血脉虚减，名曰脱营。或曰：愿闻其理。《黄帝针经》有曰：宗气之道，纳谷为宝。谷入于胃，乃传之脉，流溢于中，布散于外。精专者行于经隧，终而复始，常营无已，是为天地之纪。故气始从手太阴起，注于阳明，传流而终于足厥阴，循腹里，入缺盆，下注肺中，于是复注手太阴，此营气之所行也。故日夜气行五十营，漏水下百刻，凡一万三千五百息，所谓变通者并行一数也，故五十营备，得尽天地之寿矣。今病者始乐后苦，皆伤精气，精气竭绝，形体毁阻，暴喜伤阳，暴怒伤阴，喜怒不能自节。盖心为君主，神明出焉，肺为相辅，主行荣卫，制节由之，主贪人欲。天理不明，则十二官相使，各失所司，使道闭塞而不通。由是则经营之气脱去，不能灌溉周身，百脉失其天度，形乃大伤，以此养生则殃，何疑之有焉！

（《卫生宝鉴·卷二·脱营》）

按语：该病案系壮年之人，始乐后忧，忧思郁结，损伤脾气，终致饮食无味，精神日减，肌肤渐至瘦弱，加之嗜酒，久而中满，是为脾虚郁结之气充塞中焦而已，后以下法折其脾气，故脾气愈虚，后感受湿邪加饮冷过度，下利无度，血脉俱虚，营气散尽，最终难治而亡。营气生于脾胃，灌溉周身，百脉失其天度，形乃大伤，故而养生之要，贵在平和。

4. 泻火伤胃案

经历晋才卿，膏粱而饮，至春病衄。医曰：诸见血者为热，以清凉饮子投之，即止。越数日，其疾复作。医又曰：药不胜病故也，遂投黄连解毒汤。既而或止，止而复作。易医数回，皆用苦寒之剂，俱欲胜其热而已，然终不愈。而饮食起居，浸不及初，肌寒而时躁，言语无声，口气臭秽，恶如冷风，然其衄之余波，则未绝也。或曰：诸见血者热。衄，热也。热而寒之，理也，今不惟不愈而反害之，何哉？《内经》曰：以平为期。又言下工不可不慎也。彼惟知见血为热，而以苦寒攻之，抑不知苦泻土。土，脾胃也。脾胃，人之所以为本者。今火为病而泻其土，火固未尝除而土已病矣。土病则胃虚，胃虚则营气不能滋荣百脉，元气不循天度，气随阴化而无声肌寒也。意粗工嘻嘻以为可治，热病未已，寒病复起，此之谓也。（《卫生宝鉴·卷二·泻火伤胃》）

按语： 血热内盛是常见的出血证候，然亦有虚证不能固摄者，脾虚则不能固摄，血溢脉外，而见血证，如若不审病之寒热虚实，一概予以凉血泻火之治法，必然会导致终不愈的结局。故临证应弃惯有思维，而应细审脉证，才不至于误治。

5. 肺痿案

华严寺和上座代史侯出家，年未四十。至元癸酉四月间，因澡浴大汗出，还寺剃头，伤风寒。头疼，四肢困倦。就市中购通圣散服之，又发之汗，头疼少减。再日复作，又以通圣散发之。发汗数回，反添劳动喘促，自汗恶风，咳而有血，懒于言语，饮食减少。求医治之，医与药，多以生姜为引子。至六月间，精神愈困，饮食减少，形体羸瘦，或咳或唾红血极多，扶而后起。请予治之，具说前由。诊其脉，浮数七八至，按之无力，予曰：不救矣。其僧不数日，果亡。《内经》曰：血之与汗，异名而同类。夺汗者无血，夺血者无汗。《金匮要略》云：肺痿之病，从何而得之？师曰：或从汗出，又被快药下利，重亡津液，故得之。今肺气已虚，又以辛药泻之，重虚其肺，不死何待？《藏气法时论》曰：肺欲收，急食酸以收之。用酸补之，辛泻之，盖不知《内经》之旨。仲景云：祸术浅狭，懵然不知病源为治，乃误发汗吐下之相反，其祸至速。世上之士，但务彼愚习之荣，而莫见此倾危之败，惟明者居然能识其本。近取诸身，夫何远之有焉？（《卫生宝鉴·卷二·肺痿辨》）

按语：感受风邪，反复发汗，外邪不解，传化入里，肺气虚衰，动则气喘，自汗，恶风，咳血，食少懒言，形体羸瘦，脉浮数，审脉证，极像肺痨之证，应益肺养阴，然正气大伤，故而不愈。

6. 泻痢案

丁巳予从军至开州，夏月，有千户高国用谓予曰：父亲年七十有三，于去岁七月间，因内伤饮食，又值霖雨，泻痢暴下数行，医以药止之。不数日又伤又泻，止而复伤，伤而复泄。至十月间，肢体瘦弱，四肢倦怠，饮食减少，腹痛肠鸣。又以李医治之，处以养脏汤。治之数日，泻止后添呕吐。又易以王医，用丁香、藿香、人参、橘皮、甘草，同为细末，煎生姜数服而呕吐止。延至今正月间，饮食不进，扶而后起，又数日不见大便。予问医曰：父亲数日不见大便，何以治之？医曰：老官人年过七旬，气血衰弱，又况泻痢半载，脾胃又虚，津液耗少，以麻仁丸润之可也。众亲商议，一亲知曰：冯村牛山人，见证不疑，有果决，遂请治之。诊其脉，问其病证，曰此是风结也，以搜风丸百余丸服之，利下数行而死。予悔恨不已，敢以为问？予曰：未尝亲见，将何以言？高千户退而去，或者曰：予亲见之，细说其证。人以水谷为本。今年高老人久泻，胃中津液耗少，又重泻之，神将何依？《灵枢经》云：形气不足，病气不足，此阴阳俱不足也。不可泻之，泻之则重不足，重不足则阴阳俱竭，血气皆尽，五脏空虚，筋骨髓枯，老者绝灭，少者不复矣。(《卫生宝鉴·卷二·下工绝气危生》)

按语：年高体弱之人，感受寒湿之邪，暴痢频作，止而复伤，伤而复泻，后脾胃衰亡，身体羸弱，四肢倦怠，本以养脏汤治疗，后又用耗散之药，正气复伤；偏遇鲁莽之人，用耗散正气之品利下数行而死。如此绝气危生，故而悔恨不已。

7. 消渴案

古廉韩子玉父，年逾六旬有三，病消渴。至冬添躁热，须裸袒，以冰水喷胸腋乃快。日食肉面数回，顷时即饥，如此月余。命予治疗，诊得脉沉细而疾。予以死决之。子玉及弟泣跪予前曰：病固危笃，君尽心救治，则死而无悔！予答曰：设从君治疗，徒劳而已，固辞而归，遂易医与灸，不数日而卒。夫消之为病，其名不一。曰食亦，曰消中，曰宣疾，此膏粱之所致也。阳明化燥火，津液不能停，自汗小便数，故饮一溲二，胃热则消谷善饥，能食而瘦。王叔和云：多食亦饥虚是也。此病仲景所谓春夏剧，秋冬瘥，时制故也。今当瘥之时反剧，乃肾水干涸不能制其心火，而独旺于不胜之时。经曰：当所胜之时而不能制，名曰真强，乃孤阳绝阴者也。且人之身为主，天令为客。此天令大寒，尚不能制其热，何药能及？《内经》曰：主胜逆，客胜从，正以此也。（《卫生宝鉴·卷二·主胜客则逆》）

按语：消渴之病，古已有之，年过六旬，患病消渴，阴虚燥热，消食易饥，脉沉细而疾，肾水干涸不能制其心水，津液干涸，终止于阴阳离绝而亡。

8. 妄下殒命案

真定钞库官李提举，年逾四旬，体干魁梧，肌肉丰盛。其僚友师君告之曰：肥人多风证，君今如此，恐后致中风，搜风丸其药推陈致新化痰，宜服之。李从其言，遂合一料，每日服之，至夜下五行。如是半月，觉气短而促。至一月余，添怠惰嗜卧，便白脓，小便不禁，足至膝冷，腰背沉痛，饮食无味，仍不欲食，心胸痞满，时有躁热，健忘，恍惚不安，凡三易医皆无效。因陈其由，请予治之。予曰：孙真人云：药势有所偏助，令人脏气不平。药本攻疾，无病不可饵。平人谷入于胃，脉道乃行，水入于经，其血乃成。水去则荣散，谷消则卫亡，荣散卫亡，神无所依。君本身体康强，五脏安泰，妄以小毒之剂，日下数行。初服一日，且推陈下行，疏积已去，又何推焉？今饮食不为肌肤，水谷不能运化精微，灌溉五脏六腑，周身百脉，神将何依？故气短而促者，真气损也；怠惰嗜卧者，脾气衰也；小便不禁者，膀胱不藏也；便下脓血者，胃气下脱也；足胻寒而逆者，阳气微也；时有躁热、心下虚痞者，胃气不能上荣也；恍惚健忘者，神明乱也。《金匮要略》云：不当下而强下之，令人开肠洞泄便溺不禁而死。前证所生非天也，君自取之。治虽粗安，促君命期矣。李闻之，惊恐，汗浃于背。起谓予曰："妄下之过，悔将何及！虽然，君当尽心救其失"。予以谓病势过半，命将难痊，固辞而退。至秋疾甚作，医以夺命散下之，躁热喘满而死。《内经》曰：诛罚无过，是谓大惑。如李君者，盖《内经》所谓大惑之人也，卫生君子，可不戒哉。(《卫生宝鉴·卷三·戒妄下》)

按语： 此病案仍为健康之人，妄用下药，损伤正气，致脾肾两亏，症见怠惰嗜卧，便白脓，小便不禁，足膝冷，腰背沉痛，饮食无味，不欲食，心胸痞满，健忘，恍惚不安，易医无效，后又以夺命散而卒。金元时代，汗下吐之法仍旧流行，若药证不符，或随意用之，或造成正气虚衰、它病罹生，或终将阴阳离绝而卒。

9. 妄投药致死案

高郎中家，好收方书。及得效药方，家人有病，自为处治，亦曾有效。中统庚申五月间，弟妇产未满月，食冷酪苦苣及新李数枚，渐觉腹中痛。太夫人以自合槟榔丸七十九服之，至夜痛尤甚。恐药力未达，又进五十丸。须臾间大吐且泻，其痛增极，肢体渐冷，口鼻气亦冷，急求医疗，未至而卒……凡医治病，虚则补之，实则泻之，此定法也。人以血气为本，今新产血气皆损，胃气虚弱，不能腐熟生硬物，故满而痛也。复以寒剂攻之，又况夏月阴气在内，重寒相合是大寒气入腹，使阴盛阳绝，其死何疑？《难经》曰：实实虚虚，损不足而益有余。如此死者，医杀之耳，非天命也！医不三世，不服其药，其慎如此。彼过已往而不可咎，后之用药者，当以

此为戒之。(《卫生宝鉴·卷三·妄投药戒》)

按语：治病以虚实为本，以阴阳为平，不懂医理之人，不察虚实，不明气血，以经验论之，将新产之妇气血皆损证，妄用消导重剂，终使胃气衰败阴阳离绝而卒。不明医理，慎之。

10. 盲信福医殒命案

丙辰秋，楚丘县贾君次子二十七岁，病四肢困倦，躁热自汗，气短，饮食减少，咳嗽痰涎，胸膈不利，大便秘，形容羸削，一岁间更数医不愈。或曰：明医不如福医，某处某医，虽不精方书，不明脉候，看证极多，治无不效，人目之曰福医。谚云：饶你读得王叔和，不如我见过病证多，颇有可信，试命治之。医至，诊其脉曰："此病予饱谙矣，治之必效"……于肺腧各灸三七壮，以蠲饮枳实丸消痰导滞。不数服，大便溏泄无度，加腹痛，食不进，愈添困笃。其子谓父曰：病久瘦弱，不任其药，病剧遂卒……《内经》云：形气不足，病气不足。此阴阳俱不足，泻之则重不足，此阴阳俱竭，血气皆尽，五脏空虚，筋骨髓枯，老者绝灭，壮者不复矣。故曰：不足补之，此其理也。令嗣久病羸瘦，乃形不足；气短促乃气不足，病潮作时嗜卧，四肢困倦，懒言语，乃气血皆不足也。补之惟恐不及，反以小毒之剂泻之，虚之愈虚，损之又损，不死何待……夫高医愈疾，先审岁时太过不及之运，察人之血气饮食勇怯之殊病，有虚实浅深在经在脏之别，药有君臣佐使大小奇偶之制，治有缓急因用引用返正之则。孙真人云：凡为太医，必须谙《甲乙》《素问》《黄帝针经》、明堂流注、十二经、三部九候、五脏六腑、表里孔穴、本草、药对、仲景、叔和诸部经方，又须妙解五行阴阳，精熟《周易》，如此方可为太医。不尔，则无目夜游，动致颠损。正五音者，必取师旷之律吕，而后五音得以正。为方圆者，必取公输之规矩，而后方圆得以成。五音方圆，特末技耳，尚取精于其事者。况医者人之司命列于四科，非五音方圆之比，不精于医，不通于脉，不观诸经本草，赖以命通运达而号为福医。病家遂委命于庸人之手，岂不痛哉！噫，医者之福，福于渠者也。渠之福安能消病者之患焉？世人不明此理而委命于福医，至于伤生丧命，终不能悟，此惑之甚者也，悲夫！（《卫生宝鉴·卷三·福医治病》）

按语：论治诸病，确需详审虚实表里。医理至贵，岂是孟浪之人断章取义而成，此病案在于不问虚实，不审标本，妄用消痰导滞之品，耗伤正气，终致大便溏泄无度，腹痛，食不进，困乏无比。后病久瘦弱，不任其药，病剧遂卒。此病案也集中反映了罗天益注重脾胃后天之气的学术思想。且临证论治，必须细究医理，详审虚实，方可不辜负病家之期盼。

罗天益

后世影响

罗天益从医一生，始终融医理与临证实践为一体，其传世著作内容丰富、言简意赅，对后世医学理论与临床实践产生了极其深远的影响。晚年著《卫生宝鉴》24卷，还曾于至元三年（1266），将所录李杲效方类编为《东垣试效方》9卷。除协助李杲编纂《内经类编》（已佚）外，还整理了《兰室秘藏》《洁古注难经》《脉诀指掌病式图说》（现认为并非李杲思想，伪托之可能性极大，有学者疑其非李杲著作）、《活法机要》《医学发明》，还著有《药象图》《经验方》《医经辨惑》（见刘因《静修文集》）等，均佚。

一、历代评价

1281年，砚坚在《卫生宝鉴·砚坚序》中云："曰药误永鉴，知前车之覆，恐后人蹈之也；曰名方类集者，古今之方，择之已精，详而录之，使后人有所据依也；曰药类法象者，气味厚薄，各有所用，证治增损，欲后人信之也；曰医验记述者，遇如是病，用如是药，获如是效，使后人慎之也，大抵皆仁者之用心。抑论之：天下之事，辨之不明，固有似是而非，利于此而害于彼者。况医之为道，阴阳虚实，千状万态，神圣工巧，存乎其人，合四者而一之，名曰《卫生宝鉴》。"

1283年，王恽在《卫生宝鉴·王恽序》中曰："罗君谦甫，东垣先生之高弟，尝谓予言，初受简席下，东垣先生曰：汝将为为人之学软？闻道之士乎？请曰：愚虽不敏，幸蒙先生与教理之深指，乃所愿也。故十数年间，虽祁寒盛暑，亲炙不少辍，真积力久，尽传其私淑不传之妙。大抵人之疾疢，不外乎阴阳变征，我能参两间，会一身，推穷其所受根源，方为可尔。

用是以所得日用之间，如敌在目中。然后审药为攻，未尝不如吾之所必取也。因集为一书，题曰《卫生宝鉴》。曰辨误者，证世之差谬，明其理之所自也；曰择方者，别夫药之精粗寒燠，以酌其疾证之宜否也；曰纪验者，述其已之治疗，与彼之深浅，见其功效之实也，仆平昔所得者如是，吾子其为我序之。余闻医之为学，古圣贤致知格物之一端也。轩岐以来，《难》《素》《灵枢》等书，累千万言，自非以医为任者，孰克而究之？若罗君者，可谓以医为任而究其理之所自欤。昔王彦伯医声既著，列三四灶，煮药于庭，老幼塞门来请。彦伯曰：热者饮此，寒者饮此，风者气者各饮此，初不计其酬谢。今罗君亦以道心济物，复能著书垂后，冀必然之用，其仁心普济，当以彦伯同流。其谁曰不然，故乐为题其端云。"

1417年，杨荣在《卫生宝鉴·杨荣序》中言："吴郡韩公复阳，精于医学，尝以李东垣门人罗谦甫所著《卫生宝鉴》书，详加考订，将畴诸梓，未就而殁，公之季子公达，克世其业，遭逢圣明，仕为太医院判。尝持此书语予曰：吾将刻之以成先志，幸一言以序之。予既诺而未暇为，今年冬，公达又殁。其子布复泣且拜，恳求不已。予惟上古圣神，闵斯民之扎瘥夭阏，不得以全其寿，于是为之医药以济之。厥后名医世出，各以意见著方书，联篇累牍，非止一家，然用而试之，有得有失。独近世东垣所著《内外伤辨》等篇，发前人之所未发，故其所著之方，靡不神效。谦甫受业其门，得闻至论。其为此书，斟酌损益，具载悉备，嘉惠于世者厚矣。公达既精通其艺，上承于眷遇，下济于斯人，而尤惓惓以继先志为务，此仁人孝子之用心。予于公达素相知，于其殁岂能忘言哉？世之为医者得此书，诚如鉴之烛物，一举瞭然在目，必不至于差谬。凡有疾者观于此书，诚足以卫生，不至于危殆。然则此书之传，其功不亦博乎？遂书以序于后。"

1417年，蒋用文在《卫生宝鉴·蒋用文序》中曰："然当时学者，惟真定罗谦甫氏，独得李氏之正传，故所辑《卫生宝鉴》一书，论病则本于

《素》《难》，必求其因。其为说也详而明，制方则随机应变，动不虚发；其为法也简而当，大抵皆采撮李氏平日之精确者，而间隐括以己意，旁及于诸家者也。江左旧有刻板，兵燹不存。士大夫家罕有其书，虽间有能誊录者，往往病于差缪，弃置不省。后生晚学，殆有未尝经目者矣。吾友院判韩公公达，为予言其幼稚时，尝承先君子复斋先生之训：谓罗氏深得李氏不传之奥，其处方立论，不偏于一，而于针法本草，莫不备述，实医家至要之书，尝雠校其讹舛，欲重刊行而未暇，汝辈当继志勿忘也。先人没已久，言犹在耳。某今幸承泽余，叨仕医垣，日近圣天子清光，思所以报称万一者，惟是书为然。恒惜其传布之不广，乃命医士钱垣缮写。捐俸资，鸠工锓木，与众共之，子盍为序。呜呼！罗氏之书，将翕然为人所争诵矣。夫李氏之学，得罗氏而益明；罗氏之书，得韩氏而传播不朽。是其嘉惠后学，羽翼医教之盛心，于何如也？因不辞而书以为末序云。"

1417年，胡广在《卫生宝鉴·胡广序》中说："《卫生宝鉴》者，罗谦甫所著之书也。谦甫，东垣李明之之门人。东垣在当时，有国医之目，已达奥奥。谦甫盖升其堂而入其室者，发言造诣，酷类其师，有裨于前人之未备。书已板行，元末毁于兵燹，故今少见全籍。近年以来，间有抄录之者，又多遗逸，独吴郡韩氏家藏为善本，盖复斋韩公恒补其缺略，正其讹误，此书之不废，其有幸矣。复斋尝欲锓梓以惠于世，有志未遂而卒，遗命属其子公达。公达拳拳服膺不忘，既刻《东垣脾胃论》及《内外伤辨》《用药珍珠囊》三书已，又刻完是书，为费不赀，卒成其先人之志，间征广文为序。窃观方书，古今不一家，其或有非出于良医师之手集录，往往用之，或失其宜，不能收效而反有戕贼人者，非方之罪，盖不知医之误也。大抵医家著述，其说尤难，一或失理，生死安危在毫忽间耳……今国家覃至仁以为治，跻斯世斯民于寿域之中，而公达之为，盖有所助欤！公达名夷，仕为太医院判，忠勤端悫，小心慎密，尤为上所知遇云。"

1813 年，吴鞠通在《温病条辨·卷二·湿温》中言："至寒湿在里之治，阳明篇中，惟见一则，不出方论，指人以寒湿中求之。盖脾本畏木而喜风燥，制水而恶寒湿。今阴黄一证，寒湿相搏，譬如卑监之土，须暴风日之阳，纯阴之病，疗以辛热无疑，方虽不出，法已显然。奈丹溪云：不必分五疸，总是如盦酱相似。以为得治黄之扼要，殊不知以之治阳黄，犹嫌其混，以之治阴黄，恶乎可哉！喻嘉言于阴黄一证，竟谓仲景方论亡失，恍若无所循从。惟罗谦甫具有卓识，力辨阴阳，遵仲景寒湿之旨，出茵陈四逆汤之治。瑭于阴黄一证，究心有年，悉用罗氏法而化裁之，无不应手取效。间有始即寒湿，从太阳寒水之化，继因其人阳气尚未十分衰败，得燥热药数帖，阳明转燥金之化而为阳证者，即从阳黄例治之。"

1819 年丹波元胤在《医籍考·卷五十·方论》中云："罗天益不独使其师之术业表见于世，亦惠天下后学之士，俾获安全之利也。"

近代，周仲瑛在《中医内科学》肝胆病证之黄疸中介绍："罗天益在《卫生宝鉴》中进一步把阳黄与阴黄的辨治加以系统化，对临床具有重要指导意义。"并在《中医内科学》中风一节中引用罗天益《卫生宝鉴·中风门》中的论述："凡人初觉大指、次指麻木不仁或不用者，三年中有中风之疾也。"

二、学派传承

易水学派是中医学术流派中一个非常重要的学派。该学派在脏腑病机、辨证治疗理论及临床用药理论方面都取得了巨大成就，对后世医学理论的发展产生了深远的影响。易水学派以探讨脏腑虚损病机为主，擅以补益法调治内伤病，对脾胃病的认识尤为深刻，创立并且丰富、发展了脾胃学说。最先倡导此法的是金代易州名医张元素，被称为"易水学派"的开山鼻祖，他以养胃气为主，人称"易州张氏学"，之后得其学生李杲的发挥，遂形成以调治脾胃为中心的临床风格，故后世称为"易水学派"。罗天益为金元时期著名的医家，师承于大医李杲，为易水学派重要成员之一，继承并完善了其师李杲的脾胃学说，使得"易水学派"得以发扬光大。他在脾胃病症、三焦寒热辨治、黄疸辨证分型、针灸等领域颇有建树，尤其在脾胃方面造诣较深，并注重实践与理论相结合，实为现代临床医生之楷模。罗天益并无再传弟子，仅有一部著作传于世，但其注重调理脾胃的学术思想对后世产生了深远的影响。

三、后世发挥

罗天益医著立论之精，治工之巧，实为后世医家之典范，其在医学方面的造诣，尤其是有关验案被后人所推崇、引用并加以发挥。

（一）《名医类案》对罗天益医学的发挥

清·魏之琇在《名医类案》多处引用罗天益医案，并多有发挥，如：罗谦甫治太尉忠武史公，年近七十，于至元戊辰十月初，侍国师于圣安寺。丈室中，煤炭火一炉，在左侧边，遂觉面热，左颊微有汗，师及左右诸人皆出，因左颊疏缓，被风寒客之，右颊急，口喝于右，脉得浮紧，按之洪缓。罗举医学提举忽君吉甫，专科针灸。先于左颊上灸地仓穴一七壮，次灸颊车穴二七壮，后于右颊上热手炭之，议以升麻汤加防风、秦艽、白芷、桂枝，发散风寒，数服而愈（琇按：非真中风，故但升散火邪自愈）。或曰：世医多治以续命等汤，今用升麻汤加四味，其理安在？曰：足阳明经，起于鼻交頞中，循鼻外，入上齿中，手阳明经，亦贯于下齿中，况两颊皆属阳明，升麻汤，乃阳明经药，香白芷又行手阳明之经，秦艽治口噤，防风散风邪，桂枝实表而固荣卫，使邪不能伤，此其理也。夫病有标本经络之别，药有气味厚薄之殊，察病之源，用药之宜，其效如桴鼓之应。不明经络所过，不知药性所主，徒执一方，不惟无益，而反害之者多矣，学者宜深思之。(《名医类案·卷一·中风》)

又如，至元丙寅六月，时雨霖霪，人多病湿瘟。真定韩君祥，因劳役过度，渴饮凉茶，及食冷物，遂病头痛，肢节亦疼，身体沉重，胸满不食。自以为外感内伤，用通圣散二服，添身体困甚。医以百解散发其汗。越四日，以小柴胡汤二服，复加烦热躁渴，又六日，以三承气汤下之，躁渴尤甚。又投白虎加人参、柴胡饮子之类，病愈增。又易医，用黄连解毒汤、朱砂膏、至宝丹之类，至十七日后，病势转增，传变身目俱黄，肢体沉重，背恶寒，皮肤冷，心下痞硬，按之则痛，眼涩不欲开，目睛不了了，懒言语，自汗，小便利，大便了而不了。罗诊其脉紧细，按之空虚，两寸脉短，不及本位。此证得之因时热而多饮冷。加以寒凉寒药过度，助水乘心，反来侮土，先因其母，后薄其子。经云：其所不胜，乘所胜也。时值霖雨，乃寒湿相合，此为阴症发黄明也。罗以茵陈附子干姜汤主之(茵陈附子干姜汤：附子、干姜、半夏、草豆蔻、白术、陈皮、泽泻、枳实、茵陈、生姜使)。《内经》云：寒淫于内，治以甘热，佐以苦辛。湿淫所胜，平以苦热，以淡渗之，以苦燥之。附子、干姜辛甘大热，散其中寒，故以为主，半夏、草豆蔻辛热，白术、陈皮苦甘温，健脾燥湿，故以为臣，生姜辛温以散之，泽泻甘平以渗之，枳实苦微寒，泄其痞满，茵陈苦微寒，其气轻浮，佐以姜、附，能去肤腠间寒湿而退其黄，故为佐使也。煎服一两，前症减半，再服悉去。又与理中汤服之，数日，气得平复。或者难曰：发黄皆以为热，今暑隆盛之时，又以热药，治之而愈，何也？罗曰：主乎理耳。成无己云，阴症有二，一者始外伤寒邪，阴经受之，或因食冷物，伤太阴经也。一者始得阳症，以寒治之，寒凉过度，变阳为阴也。今君祥因天令暑热，冷物伤脾，过服寒凉，阴气太胜，阳气欲绝，加以阴盛寒湿相合发而为黄也。仲景所谓当于寒湿中求之。李思顺云："解之而寒凉过剂，泻之而逐寇伤君。正以此耳。圣贤之制，岂敢越哉？"或曰："洁古之学，有自来矣。"(《名医类案·卷九·黄疸》)

（二）《古今医案按》对罗天益医学的发挥

《古今医案按》中也多次引用清·俞震对罗天益医案的发挥，如："罗谦甫治中书右丞姚公茂，六旬有七，宿有时毒。至元戊辰春，因酒再发，头面皆肿而痛，耳前后肿尤甚，胸中烦闷，咽嗌不利，身半以下皆寒，足胫尤甚。由是以床接火炕，身半以上卧于床，身半以下卧于炕。饮食减少，精神困倦而体弱。命罗治之，诊得脉浮数，按之弦细，上热下寒明矣。《内经》云：热胜则肿。又云：春气者，病在头。《难经》云：蓄则肿热，砭射之也。遂于肿上约五十余刺，其血紫墨如露珠之状，顷时肿痛消散。又于气海中，大艾炷灸百壮，以助下焦阳虚，退其阴寒。次于三里二穴，灸三七壮，治足腑冷，亦引导热气下行故也。复处一方，名曰既济解毒汤，芩、连苦寒，酒制炒，为因用，泻其上热以为君；桔梗、甘草，辛甘温上升，佐诸苦药以治热；柴胡、升麻，苦平，味之薄者，阴中之阳，发散上热以为臣；连翘苦辛平，以散结消肿；当归辛温，和血止痛；酒煨大黄苦寒，引苦性上行至巅，驱热而下以为使。投剂之后，肿消痛减，大便利。再服减大黄。不旬日良愈。震按：此条与景岳治主蓬雀喉痹案仿佛，用药更觉稳而巧，人所难及。若犯桂、附，或杂地黄，即不能恰合病情矣。"(《古今医案按·卷二·大头瘟》)

又如："罗谦甫曰：顺德安抚张耘夫，年四十五岁，病消渴，舌上赤裂，饮水无度，小便数多。东垣先师以生津甘露饮子治之，旬日良愈。古人云：消渴多传疮疡，以成不救之疾。今效后不传疮疡，享年七十五岁而终。其论曰：消之为病，燥热之气胜也。《内经》云：热淫所胜，治以甘苦，以甘泻之。热则伤气，气伤则无润。折热补气，非甘寒之剂不能，故以人参、石膏、炙甘草、生甘草之甘寒为君。启玄子云：益水之源，以镇阳光。故以知、柏、黄连、栀子之苦寒，泻热补水为臣。以当归、麦冬、杏仁、全蝎、连翘、白芷、白葵、兰香，甘辛寒和血润燥为佐。以升、柴之苦平，行阳明少阳二经；白豆蔻、荜澄茄、木香、藿香，反佐以取之。重用桔梗为舟楫，使浮而不下也。为末，每服二钱，抄在掌内，以舌舐之，此制治之缓也。震按：古今治消渴诸方，不过以寒折热，惟苦与甘略不同耳。要皆径直，无甚深义。独此方委蛇曲折，耐人寻味。"(《古今医案按·卷二·消渴》)

　　罗谦甫随征南副元帅大忒木儿，驻扬州，时年六十八。仲冬病自利，完谷不化，脐腹冷疼。足胻寒，以手搔之，不知痛痒，烧石以温之，亦不得暖。罗诊之，脉沉细而微，乃曰：年高气弱，深入敌境，军事烦冗。朝暮形寒，饮食失节，多饮乳酪，履于卑湿，阳不能外固，由是清湿袭虚，病起于下，故胻寒而逆。《内经》云：感于寒而受病，微则为咳，盛则为泻为痛。此寒湿相合而为病也，法当急退寒湿之邪，峻补其阳，非灸不能已其病，先以大艾炷于气海，灸百壮，补下焦阳虚。次灸三里二穴，各三七壮，治形寒而逆，且接引阳气下行。又灸三阴交二穴，以散足受寒湿之邪。遂处方云：寒淫所胜，治以辛热；湿淫于外，治以苦热，以苦发之。以附子大辛热，助阳退阴，温经散寒，故以为君。干姜、官桂，大热辛甘，亦除寒湿；白术、半夏，苦辛温而燥脾湿，故以为臣。人参、草豆蔻、炙甘草，甘辛大温，温中益气；生姜大辛温，能散清湿之邪；葱白辛温，以通上焦阳气，故以为佐。又云：补下治下制以急，急则气味浓，故作大剂服之。不数服，泻止痛减，足胻渐温。调其饮食，逾十日平复。明年秋，过襄阳，值霖雨旬余，前证复作，依前灸，添阳辅，各灸三七壮，再以前药投之，数服良愈。方名"加减白通汤"。震按：用苦甘辛温热燥药，乃治泻正法，而辅以灸法尤妙。(《古今医案按·卷二·泄泻》)

（三）《历代名医医案精选》对罗天益医学的发挥

《历代名医医案精选》多处引用罗天益医案，如《历代名医医案精选·伤食案》引用《卫生宝鉴·饮伤脾胃论》曰："癸丑岁，予随王府承应至瓜忽都地面住冬。有博兔赤马刺，约年三旬有余，因猎得兔，以火炙食之，各人皆食一枚，惟马刺独食一枚半，抵暮至营，困极倦渴，饮潼乳斗余……孟子云：若药不瞑眩，厥疾弗瘳，峻急之剂，何不可用之有？或者然之。千英信按曰：罗氏承《内经》'饮食自倍，肠胃乃伤'之论，进一步探讨了'食伤脾胃论'和'饮伤脾胃论'。罗氏根据气口脉象将'食伤脾胃'分为'伤于厥阴''伤于少阴''伤于太阴'，治法有所不同；'饮伤脾胃'又根据嗜酒过度、水饮损伤、冷饮及潼乳酪水所伤，治法有异同。本案为食饮俱伤，伤及太阴，属较重的证候，通过吐下急去食积，防止进一步损伤脾胃，食积去后以薄粥将养胃气，再以'参术之药调其中气'。体现了中病即止、无伤其正的用药法度。"

《历代名医医案精选·内伤自利案》引用《卫生宝鉴·劳倦所伤虚中有寒》曰："中书左丞相史公，年六旬有七，至元丁卯九月间，因内伤自利数行，觉肢体沉重，不思饮食，嗜卧懒言语，舌不知味，腹中疼痛，头亦痛而恶心，医以通圣散大作剂料服之，覆以厚衣，遂大汗出，前证不除而反增剧，易数医，四月余不愈……军志有曰：当允则归，服而舍之可也，丞相说而然之。千英信按曰：高年内伤自利，误用通圣散致大汗出，重竭津液，脾胃愈虚，尊《内经》'脾欲复，急食甘以缓之'及'形不足者，温之以气'，用辛甘大温之剂，温养其气，佐以导滞消食，前证悉去。九日不便，乃脾虚津亏所致，不可孟浪从事，宜以蜜煎导之，终至痊愈。全案辨证用药思路清晰，丝丝入扣，足堪示范。尤其可贵的是，作者案末提出'用药如用刑'的议论，值得我们玩味，'无病妄药，反伤正气'，洵非虚语。"

四、国外流传

罗天益著作很少流传国外，仅见于武文玉、孙洪生《卫生宝鉴》校注说明："本次整理，选用清光绪十四年戊子（1888）长沙惜阴书局刻惜阴轩丛书本（简称：惜阴轩丛书本）为底本⋯⋯日本据明弘治七年甲寅（1494）刘廷瓒刻本抄本（简称：日抄本）、1938 年上海涵芬楼据元刻本影印《济生拔粹》本（简称：济生拔粹本）作为对校本，以《素问》《本草拾遗》《千金要方》等书作为他校本。"但有关日抄本的具体情况不详。

综上所述，罗天益作为金元时期"补土派"代表医家李东垣的入室弟子，他的学术思想主要是承袭了李杲的脾胃理论，参以《素问》《难经》，兼及诸家，并结合自己的长期临床医疗治验，进一步加以发挥。重视脾胃为后天之本，把内伤脾胃分为食伤脾胃和饮伤脾胃，将劳倦内伤分为脾胃虚寒和内伤有热；并提出三焦论治的思想和三焦气血分证的思想，以临证实践为主，不尚空谈理论，尤其是针药并用，灸药齐功；并广辑名方，分门别类，内外妇儿，兼收并蓄，对于其他内伤，亦有独到的见解。在易水学派诸家之中，他是一位从理论到实践，尤能以临床反证理论的医学家，是易水学派理论形成和发展过程中承前启后的重要医家，他强调临床要遵《内经》之旨，效仲景之法，极力革除当时社会胡乱服药习俗以及医家滥用汗下误人的流弊，创三焦辨证，发展李杲脾胃学说，对后世中医学发展产生了深远的影响。

罗天益

参考文献

［1］元·罗天益著.卫生宝鉴［M］.北京：商务印书馆，1959.

［2］元·李杲.医学发明［M］.北京：人民卫生出版社，1959.

［3］元·刘因.静修先生文集［M］.北京：中华书局，1985.

［4］明·魏之琇.名医类案［M］.北京：中国中医药出版社，1996.

［5］李修生.全元文［M］.南京：江苏古籍出版社，1998.

［6］夏翔，王庆其.历代名医医案精选［M］.上海：上海人民出版社，2004.

［7］赵琦著.金元之际的儒士与汉文化［M］.北京：人民出版社，2004.

［8］许敬生著.罗天益医学全书［M］.北京：中国中医药出版社，2006.

［9］周仲瑛.中医内科学［M］.北京：中国中医药出版社，2007.

［10］李东垣，罗天益著，张克敏校注.东垣论脾胃［M］.太原：山西科学技术出版社，2008.

［11］柳宝治.柳选四家医案［M］.北京：中国中医药出版社，2008.

［12］李俊龙.古今医案按译注［M］.北京：中国人民大学出版社，2009.

［13］罗天益.卫生宝鉴［M］.北京：中国医药科技出版社，2011.

［14］武文玉，孙洪生.卫生宝鉴校注［M］.北京：中国医药科技出版社，2011.

［15］金寿山.试论"易州张氏学"［J］.中医杂志，1963，4（6）：36-39.

［16］姜达歧，江一平，姚一航.罗天益针灸临床经验简介［J］.中医杂志，1981，22（12）：44-46.

［17］张志远.易水学派四家传（上）［J］.山东中医学院学报，1983，7（1）：46-50.

［18］张志远.易水学派四家传（下）［J］.山东中医学院学报，1983，7（2）：67-70.

［19］魏稼.罗天益的针灸学成就述评［J］.广西中医药，1983，6（6）：7-9.

［20］王祖雄，谭学林.罗天益学术思想初探 [J].浙江中医学院学报，1984，8（3）：1-3.

［21］王祖雄.易水学派脏腑议病说及其发展演变 [J].中医杂志，1985（2）：75-77.

［22］曾勇.罗天益学术思想举隅 [J].河北中医，1985（6）：4-5.

［23］徐连春.三焦辨证探源 [J].新疆中医药，1986（1）：7-9.

［24］周一谋.李杲与"传道医" [J].中国农村医学，1986（1）：56.

［25］孙志芳.试论易水学派的发展及其对后世医学的影响 [J].河北中医，1986（4）：6-8.

［26］胡泉林.药误永鉴免蹈覆辙 [J].上海中医药杂志，1986（12）：3-6.

［27］张年顺.《卫生宝鉴》中因时制宜思想探讨 [J].上海中医药杂志，1986（5）：42-44.

［28］孙培林，施仲安.易水学派对药性理论的贡献 [J].南京中医学院学报，1988（3）：5-8.

［29］王道瑞.《东垣试效方》之刍议 [J].河北中医，1988，10（6）：35-37.

［30］段荣书.试论罗天益在理论上的建树 [J].新疆中医药，1990（3）：9-10.

［31］刘佩弘.罗天益编李杲医书探误 [J].中医研究，1991，4（2）：46-48.

［32］杨天荣.浅评罗天益的学术思想 [J].北京中医杂志，1991（6）：39-41.

［33］罗亚雄.集针灸汤液大成者罗天益 [J].上海针灸杂志，1992（4）：31.

［34］陈淑英，李玉林，薛萍萍，等.罗天益临症药误思想探析 [J].佳木斯医学院学报，1993，16（3）：59.

［35］邹克扬，贾敏.温病卫气营血辨证源流初探 [J].贵阳中医学院学报，1993，15（2）：1-3.

［36］长青.罗天益 [J].山西中医，1994（1）：36.

［37］高伟.元代医事年表 [J].中华医史杂志，1994，24（3）：158-161.

［38］周晓虹.罗天益的脾胃观 [J].中国中西医结合脾胃杂志，1995，3（2）：105–106.

［39］杜勇.中国古代导尿术应用史略 [J].中华医史杂志，1995，25（1）：35–37.

［40］任建华.李东垣脾胃学说述评 [J].江苏中医，1996，17（5）：36–37.

［41］李书香.金元四大家儿科学术思想浅析 [J].国医论坛，1996，11（4）：22.

［42］孟庆云.论中医学派 [J].医学与哲学，1998，19（8）：432.

［43］何荣俭，刘晓明.补中益气药针灸同施治验 [J].河北中医，1998，20（4）：242.

［44］东垣脾胃学说浅识 [J].中医药学报，1999（1）：3–4.

［45］盛燮荪.东垣灸法钩沉 [J].辽宁中医杂志，1999，26（2）：78–79.

［46］许鸣洲.中国传统医家的修养理论与实践 [J].中国医学伦理学，1999（6）：60–61.

［47］邓铁涛.李东垣的科研成果、方法与启示 [J].新中医，1999，31（6）：8–9.

［48］龚纯.略谈《卫生宝鉴》中罗天益随军治案 [J].中华医史杂志，2000，30（1）：24–25.

［49］吴耀南，涂福音.李东垣对“脾主运化”理论的贡献 [J].甘肃中医，2000，13（1）：4–5.

［50］张俐敏.中医脾胃学说形成的四个关键 [J].山西中医，2000，16（5）：56–57.

［51］王东坡，谭学林.李东垣饮伤证治理论初探 [J].中医杂志，2001，42（8）：453–455.

［52］陈高华.元代的医疗习俗 [J].浙江学刊，2001（4）：134–139.

［53］陶友明，李祥炜.浅谈罗天益针灸临床经验［J］.辽宁中医杂志，2002，29（6）：318.

［54］刘佩弘.李东垣医著考［J］.中医药通报，2003，2（2）：105-107.

［55］朱星，谭学林.金元四大家论治食伤［J］.四川中医，2003，21（2）：2.

［56］闫杜海，李成文.宋金元时期针灸学的发展［J］.河南中医学院学报，2003，18（5）：79.

［57］李成立.黄疸证治探微［J］.天津中医药，2004，21（1）：41-43.

［58］党世奇.李东垣脾胃学说探析［J］.现代中医药，2004，24（1）：11-12.

［59］毛德西.李东垣脾胃学说的特点与用药规律探讨［J］.河南中医学院学报，2004，19（2）：10-13.

［60］徐树楠.李东垣脾胃学说对后世的影响［J］.浙江中医杂志，2004，39（6）：231-233.

［61］李守朝.李东垣脾胃学说与临床实践［J］.陕西中医学院学报，2004，27（4）：4-6.

［62］李成文.金元四大家的脾胃观［J］.河南中医，2004，24（5）：3.

［63］严善馀.《卫生宝鉴》的针灸学术特色博录［J］.中医药学刊，2004，22（9）：1744-1745.

［64］严善馀.试论《卫生宝鉴》的针灸学术特点［J］.中国针灸，2004，24（11）：809-810.

［65］叶磊.商务版《卫生宝鉴》文字校误［J］.中医文献杂志，2005（1）：31-32.

［66］叶磊.商务版《卫生宝鉴》误读例析［J］.中医研究，2005，18（2）：47-49.

［67］赵锐，王琳，李成文.罗天益治疗中风浅析［J］.河南中医，2005，25（10）：24-25.

［68］徐立军.浅析李东垣脾胃思想的形成及贡献［J］.中医教育，2006，25（3）：69-71.

［69］方东行，徐敏，施杞.中医学说学派的研究与探讨［J］.江西中医药，2006，37（10）：9.

［70］张弘.《卫生宝鉴》"汗下"治法的应用［J］.吉林中医药，2007，27（5）：61.

［71］段逸山.觅钱与传道［J］.上海中医药杂志，2007，41（2）：69.

［72］段逸山.罗天益的拜师信［J］.中医药文化，2008（1）：25.

［73］殷振瑾，郭长青.从《卫生宝鉴》一书探讨罗天益的针药并用思想［J］.云南中医中药杂志，2008，29（4）：2-4.

［74］张弘，秦玉龙.罗天益灸药并用治验［J］.江西中医药，2009，40（5）：19-20.

［75］张存悌.名人与中医（13）.辽宁中医药大学学报，2009，11（1）：155-156.

［76］邱晗，马鸿祥，李媛媛.元·罗天益运用泻白散医案2则［J］.中国中医药现代远程教育，2010，8（2）：17-18.

［77］许敬生.东垣收徒［J］.河南中医，2010，30（2）：131.

［78］许敬生.师徒情深［J］.河南中医，2010，30（3）：302.

［79］袁宜勤，钟艳.罗天益针灸医案特色探析［J］.中医研究，2010，23（4）：67-69.

［80］农汉才.罗天益与李杲的同患者医案赏析［J］.中医文献杂志，2010（5）：6-8.

［81］张鸣钟.中医名著书名选释——《卫生宝鉴》［J］.中医研究，2010，23（8）：34.

［82］唐晖.基于文献的艾灸疗法应用规律研究［D］.广州中医药大学，2011，4：18-19.

[83] 张轶晖，董尚朴.易水学派罗天益遣药制方的创新 [J].亚太传统医药，2011，7（3）：176-177.

[84] 谷建军，赵艳.《卫生宝鉴》误治案评析 [J].陕西中医学院学报，2011，34（3）：11-12.

[85] 李文华，江涛，刘桂荣.议罗天益论治脾胃之特点 [J].中医中药，2011，8（9）：89-90.

[86] 李颖峰，王妮，宋真民.罗天益著作考 [J].上海中医药大学学报，2012，26（5）：23-25.

[87] 杨景锋，任艳芸.罗天益学术思想研究文献评价 [J].陕西中医学院学报，2012，35（6）：7-9.

[88] 王妮，李颖峰，宋珍民.罗天益生平考 [J].中医药文化，2013，（2）：50-52.

[89] 王妮，宋珍民.罗天益随驾行医考 [J].陕西中医学院学报，2013，36（3）：27-30.

[90] 王妮.罗天益随驾行医考 [J].长春中医药大学学报，2013，29（4）：750-752.

[91] 王妮.罗天益与李东垣 [J].河北中医，2013，35（6）：919-921.

[92] 杨景锋，任艳芸，文颖娟.罗天益治疗风证浅析 [J].陕西中医学院学报，2013，36（6）：17-18.

[93] 李付平，董尚朴，李会敏，等.罗天益针灸学术思想探讨 [J].时珍国医国药，2013，24（8）：1971-1973.

[94] 李付平.浅析罗天益"因时制宜"的学术思想 [J].时珍国医国药，2013，24（9）：2290-2291.

[95] 廖汉祺.金元时期易水学派的脏腑病机理论研究 [D].广州中医药大学，2013，4：41-47.

［96］李付平.《卫生宝鉴》中罗天益的"脾胃观"探讨 [J]. 时珍国医国药，2013，24（11）：2736-2738.

［97］王妮，李颖峰. 罗天益针灸学术探析 [J]. 河北中医，2013，35（12）：1871-1872.

［98］任艳芸，杨景锋，文颖娟. 罗天益治疗中风思想研究 [J]. 中国中医基础杂志，2014，20（3）：299-300.

［99］杨景锋，任艳芸，文颖娟. 罗天益学术思想探析 [J]. 中国中医基础杂志，2014，20（6）：719-721.

［100］李贞翠. 罗天益《卫生宝鉴》时间医学研究 [D]. 成都中医药大学，2014，5：11-19.

［101］张国山，刘密，章海凤，等.《卫生宝鉴》论灸法 [J]. 中华中医药杂志，2014，29（2）：545-548.

［102］程志文. 论罗天益脾胃病辨治特点 [J]. 浙江中医杂志，2014，49（10）：708-710.

［103］尚冰. 论易水学派之脾胃学说 [D]. 沈阳：辽宁中医药大学，2003，5：5-8.

［104］成建军.《灵枢经》的文献研究 [D]. 济南：山东中医药大学，2005，5：51-56.

汉晋唐医家（6名）

张仲景　王叔和　皇甫谧　杨上善　孙思邈　王　冰

宋金元医家（18名）

钱　乙　成无己　许叔微　刘　昉　刘完素　张元素
陈无择　张子和　李东垣　陈自明　严用和　王好古
杨士瀛　罗天益　王　珪　危亦林　朱丹溪　滑　寿

明代医家（25名）

楼　英　戴思恭　王　履　刘　纯　虞　抟　王　纶
汪　机　马　莳　薛　己　万密斋　周慎斋　李时珍
徐春甫　李　梴　龚廷贤　杨继洲　孙一奎　缪希雍
王肯堂　武之望　吴　崑　陈实功　张景岳　吴有性
李中梓

清代医家（46名）

喻　昌　傅　山　汪　昂　张志聪　张　璐　陈士铎
冯兆张　薛　雪　程国彭　李用粹　叶天士　王维德
王清任　柯　琴　尤在泾　徐灵胎　何梦瑶　吴　澄
黄庭镜　黄元御　顾世澄　高士宗　沈金鳌　赵学敏
黄宫绣　郑梅涧　俞根初　陈修园　高秉钧　吴鞠通
林珮琴　章虚谷　邹　澍　王旭高　费伯雄　吴师机
王孟英　石寿棠　陆懋修　马培之　郑钦安　雷　丰
柳宝诒　张聿青　唐容川　周学海

民国医家（7名）

张锡纯　何廉臣　陈伯坛　丁甘仁　曹颖甫　张山雷
恽铁樵